1天1分鐘！

告別憂鬱心情 下巴放鬆操

整復師
湯山卓
Taku Yuyama

楓葉社

前言

今年是我成為整復師第17年。

除了於日本全國培養專業整復師人材，也透過整復的方式幫助憂鬱症患者減輕痛苦，這部分會在後面進一步介紹。

在開始這份工作之前，我以社會新鮮人的身份進入大型貿易公司，成為一名不折不扣的上班族。不過，我一進公司就發現一件事情。那就是前輩、同梯甚至是比我晚進公司的後輩，都是非常優秀的人材。

在大企業上班愈久，就愈需要面對競爭，也就是升職這方面的競爭。由於不是每個員工都能升任課長或部長，所以當我冷靜地想了想眼前的狀況，我實在無法想像自己在這種升官大戰之中獲勝的模樣。

「接下來，我到底該怎麼辦……」

進入這間公司的第4年之後，我覺得自己不可能在這場競爭之中獲勝，也為此煩惱不已。再這樣下去，上班族的生涯也不會有任何改變，但是我又不夠聰明，沒辦法當上律師或是醫師。

就此煩惱不已的時候，我在鎮上遇見了一間小型整復診所，這間整復診所也成為我從事這行的第1個工作地點。光是院長與工讀生兩個人，1天就能為10幾名患者診治，這在外縣市可說是罕見的盛況。這間診所的確是專為在地人治療，並得到在地人信賴的地方。

正當我為了要不要繼續當上班族而煩惱不已時，某天院長突然問我：

「要不要在我這裡工作看看？」

就是這句話開啟了我整復師的生涯。

於是我便先斬後奏，從上市公司辭職，成為鎮上的整復師之後，才告訴父母這件事。長年擔任教職的母親聽到本來在大公司上班的兒子突然成為整復師這件事之後，似乎覺得我是不是心理生病了。不過，當時的我對工作是有期盼的，我很希望能夠在職場聽到一句「謝謝」，但是上班族不太可能直接從顧客口中聽到感謝。

如果是整復師的話，除了能直接從顧客手中收錢，還能聽到顧客說「我覺得變得比較舒服耶」，反過來說，如果顧客覺得沒什麼改善，就不會再預約。或許是因為當時的我才28歲，才會決定要為自己拼一次。

這就是我成為整復師的故事。

自此，我便每天面對患者的問題。問他們哪裡不舒服、給予適當的治療，最後再幫他們結帳，每位患者大概要花接近30分鐘的時間，如果當天的預約很滿，１天可能得治療40位患者，而且會忙得沒時間吃午餐。當時的我才快30歲，對體力還算有自信，但如此滿檔的工作還是很累。

不過，由於經常在治療過程學到很多事情，且總是抱持著「一定能在這行做出結果」的心態，我才能如此相信自己。

過了7年左右，某天，我為一位被診斷為憂鬱症，不得不暫時留職停薪的40幾歲男性治療。當時的我還不知道，心病與下巴之間的關聯性。

這個故事將會於第1章進一步介紹。當我得知這位男性的下巴狀態不盡理想，以及為其治療後，使他成功擺脫了憂鬱症並回到公司上班……

「心病與下巴的狀態似乎有些相關性」

這個想法悄悄地浮現，我便開始調查顳顎關節與心病之間的關聯，這才知道罹患心病的人一年比一年多，而且自殺的案例也與罹患心病的人數呈正比。

當我發現罹患心病，最後選擇自殺的年輕人愈來愈多時，我便想起某件往事。

我還在念書的時候，曾見過兩次死亡。一次是在念小學的時候。記得當時班上有位很聰明的同學。雖然他一出生就罹患了白血病，卻很渴望追求知識。最終，他在升上國中之後過世了。當時的我是念另一所國中，但得知同年的朋友過世，還是令我十分驚訝。

第2次是另一位朋友的死亡。我這位朋友是醫生世家，他上面有兩位哥哥，且都立志成為醫生，不過，我這位朋友跟他的兩位哥哥不一樣，很不擅長念書，非常喜歡空手道，個性也相當開朗。

記得事情是在我與他分別升上不同高中後發生的吧。某天我突然接到聯絡，說是他過世了。這次比小學的朋友過世還要驚訝。我去為他守靈時，才得知他的死因是「自殺」。盡管我不斷地問自己「他到底是為了什麼自殺？」，但始終找不到答案，愈是思考這個問題，「自殺」這個字眼也愈是沉重。

過了一陣子之後，我總算知道他是因為心病而自殺。盡管在醫生世家出生的他衣食無缺，但似乎有很強烈的自卑感，不知道該怎麼面對兩位優秀的哥哥。由於我只認識在學校無比開朗的他，所以實在很難相信這個事實。

盡管他的早逝在我心中留下了一小塊陰影，但在我升上大學，成為社會人之後，便因每天忙碌的生活而漸漸地將此事收進心裡的某個角落。

當我得知因為心病而自殺的年齡層有年輕化的趨勢之後，這段記憶才又突然變得鮮明。

從那之後，我除了為患者治療，也開始研究心病，同時在38歲的時候，辭掉前述那間整復所的工作。接著在2年後，快要過40歲生日之前，回到科技公司上班。

意思是我從上班族轉變成整復師，又從整復師變回上班族。然而科技公司不需要整復師的這段經歷，所以我本來覺得不會有公司錄用我，但沒想到在整復院上班時所獲得的行銷經驗以及培育人材經歷居然得到認同，讓我能夠在這間公司擔任人事部門的工作。

在這間企業上班之後，我親眼看到年輕人為心病所苦的模樣。這間企業的員工平均年齡為28歲，也就是所謂的Z世代，整間公司都充滿了活力。

最常有機會交流的地區是中東的以色列。以色列與日本的時差為7小時（夏令時間為6小時），所以常在半夜或是早上的時候開會。

用英文溝通的科技業聽起來很酷，也讓許多聰明的年輕人奮不顧身地跳進這行，不過，這間公司講究的是業績，所以要做出成績是件非常辛苦的事情。

令我驚訝的是，雖然每個人的症狀有輕有重，但這間公司每個月至少都有1個人離職或是留職停薪。

某天，某位留職停薪的男性員工超過2週沒有聯絡。在這個時代，長達2週失去聯絡絕對有問題。

雖然我發了訊息給他，但是連已讀都沒有。我擔心出事，所以去了趟他家，但大門深鎖，沒有半點回應。無奈之下，只好請警察過來。當打開房間的門之後，我總算看到他的臉了。

「我動都動不了……」

原來他憂鬱症發作了。

我看到他房間堆滿了應該是醫院開的藥，然後一個人待在漆黑的房間裡。他告訴我，他什麼事情也做不了，連看手機都做不到。

眼前的景象簡直讓我以為是電影或是連續劇的某一幕。雖然我曾經看過各種與憂鬱症患者有關的報導，但親眼看到還是第1次，這件事也在我心中留下深刻的印象。

當我在整復診所上班時，常常看到患有相同心病的人，但這次是我第1次看到他們的生活樣態。真的有人無法走出房間，前往醫院、心理診所甚至是整復診所。

「你都怎麼吃飯啊？」

「就吃老家送來的泡麵湊和。」

連走到房間裡面的警察都說「最近這種情況真的很多啊！」，我才知道這類情況不是只在我服務的公司發生。

之後他便辭掉工作，回去老家。盡管這件事已經過4年，但當時親眼目睹的光景讓我萌生了現在這份使命感。

我之所以會透過整復治療處理心病的問題，也與我的大兒子有關。目前正在念小學1年級的大兒子一出生就發生了熱性痙攣，導致右半身陷入麻痺，所以才出生3個月就住進醫院。

「請家長有心理準備，這麻痺有可能不會好。」

儘管醫師這麼說，但我既是父親，又是整復師，所以還是積極地為大兒子治療，簡直沒把醫師的話放在心裡。

最終，大兒子雖然變成左撇子，但至少右半身能夠自由活動，雖然比較沒力氣，但還是能猜拳。據說這是非常罕見的例子。

除了大兒子之外，我看過很多位被醫師診斷無藥可治，結果持續接受治療而康復的人。

我當然覺得西醫是重要的，也沒有否定西醫的意思，卻也親眼看過光是西醫沒辦法完全治癒的案例。

因此，我便決定以整復師的身份為患者診治。到目前為止，我曾為6萬名患者治療，也面對了超過1萬名以上的憂鬱症患者。

此外，有許多醫療從業人員來我服務的整復診所求診這點，也讓我更有自信，因為每當他們有其他的想法，都會直接了當地問我「我覺得是這樣，你覺得呢？」

我知道只有我一個人，絕對無法幫助所有憂鬱症患者，或是有憂鬱傾向的人，所以我便創立了培養專業治療師的學校，有許多牙科醫師與一般醫師都為了在看診時，使用我的方法而進入這間學校。

此外，我也開發了能夠改善與預防憂鬱症的「下巴放鬆操」。這本書除了介紹這套下巴放鬆操，也會告訴大家為什麼此放鬆操能改善憂鬱症狀。

還請大家在可行的範圍試試這套下巴放鬆操，親身感受效果。

CONTENTS

目錄

- □曾被家人說「會磨牙」
- □舌頭總是抵著下排的牙齒
- □舌頭的邊緣有鋸齒般的齒印
- □左右兩側的嘴角沒辦法一起張開
- □沒辦法輕鬆地放入垂直並排的三根手指
- □一張開嘴巴，就會聽到「啪嚓」、「嘎啦」的聲響
- □一張開嘴巴，下巴的根部就會痛
- □左右兩側的嘴角沒有位於同一條水平線上
- □完全無法張大嘴巴

第2章

每天做1分鐘「下巴放鬆操」，擁有與憂鬱絕緣的生活

第3章 為什麼下巴正常，憂鬱就會消失呢？

第4章

憂鬱症狀消失了！7則小故事

第1章

成為國民病的憂鬱症

■ 幾乎身邊的人都有「憂鬱」傾向

我一直覺得，「憂鬱」這種疾病就像是愈接近水面，顏色愈是從淺到濃的冰山。

我們都知道，水面上的冰山只是冰山的一角，而這冰山的一角就是被醫師宣告「是的，你罹患了憂鬱症」的人。那麼那些沉在水面之下，遠比水面之上的冰山一角更加龐大的部分相當於什麼？答案就是具有「憂鬱狀態」的人。

所謂的「憂鬱狀態」是指還不需要去醫院，但一時之間，很容易「疲勞」、「倦怠」、「缺乏鬥志」、「心情低落」的狀態。

反觀憂鬱症是長期陷入這種狀態，導致生活出現問題的情況。換言之，「憂鬱症」與「憂鬱狀態」雖然都使用了「憂鬱」這個字眼，但是兩者的差異卻相當明顯。

不過，若是對這種「憂鬱狀態」置之不理，肯定會慢慢惡化成「憂鬱症」。

我想光是讀到這裡，大家恐怕已經知道，「憂鬱」是非常常見的疾病。

在過去，一聽到憂鬱症患者，大部分的人都會聯想到情緒突然失控，必須關進精神病院治療的人，也就是說，許多人其實都對憂鬱症帶有偏見。

這裡請大家回顧一下自己的生活。應該常常會覺得很累、沒鬥志或心情低落吧？

在日本，憂鬱症的病例大概是從10年前開始激增，從那時開始，憂鬱症就被稱為「心靈感冒」，全世界也有類似的趨勢，不過比起日本，全世界的人對於憂鬱症愈來愈沒有偏見。

就這層意思來說，每個人的「憂鬱」濃度都不同，但同樣擁有罹患「憂鬱症」的因子。

不過，醫師也說沒有突然罹患憂鬱症的人。醫師說得沒錯，因為憂鬱症都是心理健康良好的人出現了輕微的症狀後慢慢惡化，最後才變成憂鬱症的。

反過來說，這代表憂鬱症患者沒辦法隔天回到原本心理健康的良好狀態，必須先到中間的灰色地帶，也就是先進入憂鬱狀態，再慢慢地恢復成健康的精神狀態。

我們都知道，陷入憂鬱狀態的人不一定就會罹患憂鬱症，而且還能回到良好的精神狀態。

可惜的是，現代社會充滿了將我們拖進憂鬱深淵的因子，例如社會結構、公司組織、人際關係、大環境，但我覺得這些因子都不是造成憂鬱症的決定性因素。

一般認為「憂鬱」無法根除，但它絕對是一種疾病。換言之，身體一定有某個部分出現了異常。

我為了找出這個部分而開發了「下巴放鬆操」，只要常常操作「下巴放鬆操」，就能早日脫離憂鬱狀態。

如此一來，就不會從憂鬱狀態惡化成憂鬱症。從這點來看，憂鬱症其實是可以預防的疾病。

■ 全世界的憂鬱症現況

二〇一七年，世界衛生組織（WHO）示警，「憂鬱症」將在二〇三〇年之前取代「肥胖」成為人類最大的威脅。

在發佈的當下，全世界約有3億2200萬名憂鬱症患者，相較於二〇〇五年，增加了18％。就比例而言，每15位成人就有1位罹患憂鬱症，每6位成人就有1位曾出現憂鬱症狀。光看這些數字，應該就不難了解憂鬱症在全世界已成為十分常見的疾病。

若分析各地區的數據，亞洲、太平洋地區的憂鬱症患者佔全世界憂鬱症患者的48％左右；美洲約15％；歐洲約12％，若從國家來看，印度的憂鬱症患者最多，約有5668萬人；其次是中國，約有5428萬人；美國則約1749萬人；巴西的1155萬人次之。反觀日本，約為506萬人，佔整體人口的4％左右。

世界衛生組織也進一步指出，新冠疫情爆發後第1年，全世界罹患憂鬱症與焦慮不安的患者增加了約25％。

此外，經濟合作暨發展組織（OECD）也指出，「不論國籍，失業者與經濟弱勢族群的心理健康比一般人更加惡化」、「尤其年輕人、獨居的人、社經地位較低的人，失業者，感到痛苦的比例更高，反觀那些能夠遠端工作的人，或是行動受到限制仍能持續工作的人，比較不會在新冠疫情爆發初期罹患憂鬱症或是焦慮不安」。

一般認為，男女罹患精神症病的風險有明顯落差，女性似乎比男性更容易陷入憂鬱狀態，也更容易感到不安。

此外，許多人也認為，在新冠疫情爆發之後，上述的落差變得更加明顯。盡管上述這些意見都是在形容美洲的狀況，但是在二〇二〇年三月至四月這段期間，心理健康的男女差距擴大了66％左右。

是的，在全世界不斷蔓延的疾病就是憂鬱症。雖然每個國家的情況都不同，但因為資訊氾濫而造成的智慧型手機問題或是社群網站問題卻是全世界共同面臨的。此外，從全世界的數據來看，自殺人數也不斷上升，然而只談論這些情況，難免淪於泛泛之論。

唯一能夠斷言的是，全世界的憂鬱症患者都沒得到適當的診治，就這層意思而言，希望我的技術能輸出國外，不過還是要看看接下來的世界情勢如何演變。

比方說，北歐各國就是公認自殺人數最多的國家。一般認為，這是因為日照時間造成的問題，但實情真是如此嗎？我覺得還有其他理由，因為疾病與環境有關，我們必須進一步了解環境到底對人體造成了什麼影響。

我們都知道造成憂鬱症的原因不是「缺乏毅力」，那種把所有的毛病都推給「缺乏毅力」這個藉口的時代也早就結束了，所以我才將注意力放在下巴。

■ 日本的憂鬱症患者從10年前開始增加的理由

從前面的數據可以知道，相較於世界各國，日本的憂鬱症患者看起來比較少，相較於憂鬱症發病率第1名烏克蘭的6・3％，日本僅排名第115名，發病率只有4・2％，低於憂鬱症發病率平均值的4・38％（出處：Depression Rates by Country 2022）

如果因此就覺得「日本沒問題」，那真的是太膚淺了。

日本厚生勞動省每3年都會對日本全國的醫療設施進行1次「患者調查」，從這份調查資料來看，一九九六年罹患憂鬱症或是其他精神疾病的患者約有43・3萬人，到了二〇一七年之後，增加至127・6萬人。換言之，這20年來，罹患憂鬱症或是精神疾病的患者增加了快3倍。

差不多從10年前開始，新聞節目或是脫口秀開始大肆報導「自律神經失調症、憂鬱症這類心理疾病已成為社會問題」這個主題。

當時的我也覺得，這類心理疾病的確已經成為現在進行式，因為突然有很多人來找我診療憂鬱症，而且30幾歲、40幾歲的憂鬱症患者於平日白天來診所接受診療的比例也變多。這是在過去未曾發生過的現象。明明這個年齡層的人在這個時段應該都在上班才對，所以我才會覺得很不可思議。「為什麼這些人會在這個時間來到診所呢？應該是發生了什麼事情吧？」

其實答案很簡單，這些人都已經留職停薪了。在這些患者之中，有一位荒木先生

（假名），他在接受顎關節的治療後，憂鬱的症狀就隨之消失，成功回公司上班了。

當我看到這個案例之後，便覺得「顎關節的狀態似乎與憂鬱有些關聯性」，因此開始調查治療方法以及憂鬱症在日本增加的理由。

話說回來，到底是從什麼時候開始，愈來愈多人有顳顎障礙症的問題呢？經過我調查後發現，憂鬱症、顳顎障礙症患者的增加曲線，與智慧型手機的普及曲線十分類似。

智慧型手機大概是從二〇〇五年之後，出現蓄勢待發的氣勢，但真正於日本普及是從二〇〇八年 iPhone 正式進入日本市場的時候，不過二〇一〇年的普及率也僅止於4％而已。

二〇一五年之後，智慧型手機的普及就超過5成，到了二〇二二年更是達到94％，可說是人手一台的時代。

增加曲線同樣上升的還有社群媒體的使用者。二〇一五年，社群媒體的使用者人數為6488萬人，之後便持續增加，到了二〇二二年年底，也已達8241萬人（ICT總研調查）。

社群媒體普及之後，給人們帶來什麼影響呢？答案就是長時間滑手機。我推測，這種長時間滑手機的習慣與憂鬱症也有某種相關性。

不過，我的重點不在於社群媒體對心理造成的影響。畢竟我是一位整復師，所以是從身體姿勢看待長時間滑手機這件事。

長時間滑手機這件事最先影響的就是頸椎（脖子的骨頭）。正常的頸椎是往前彎曲的，但是當我們長時間滑手機，這個弧度就會打直，形成所謂的烏龜頸。

一旦變成烏龜頸，負責支撐頭部的脖子就得承受相當沉重的負擔，脖子與肩膀附近的肌肉就會緊繃，同時也會因為血液循環不良而變得僵硬或疼痛。

學過整復技術的人，大概都能知道上述這些症狀，但早在智慧型手機普及之前，烏龜頸這個問題就因長時間使用電腦這個壞習慣而受到關注。換言之，不能只用烏龜頸這個症狀解決憂鬱症患者增加的原因。

長時間使用智慧型手機的話……

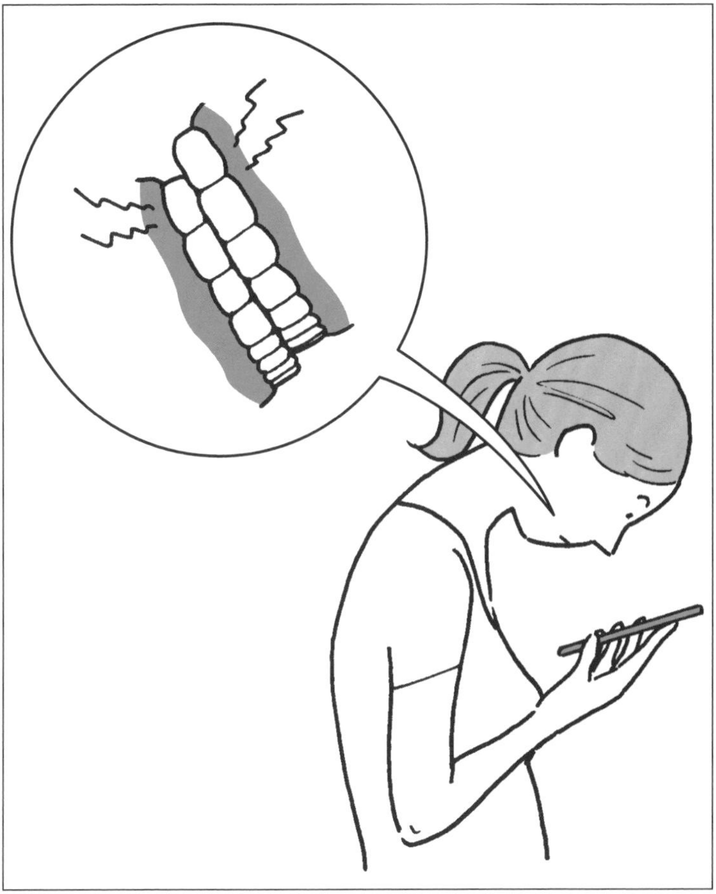

本該向前彎曲的頸椎會變直，下顎骨因此往前位移，導致上下排的臼齒一直處在彼此咬合的狀態。

當我調查烏龜頸會造成什麼不良影響時，發現除了會讓我們的姿勢走樣，下顎骨也會跟著往前位移。雖然不是很嚴重的問題，但從角度來看，上下排的臼齒就會常常「咬合」。在這個人手一台智慧型手機的時代，許多人都會不經意地讓牙齒咬合，尤其年輕人的比例特別高。

雖然有點不合主題，不過近年來，剛出生的小寶寶也會出現這種牙齒咬合的症狀。一般來說，抱著小孩餵母乳的時候，都會讓小寶寶的身體打直。但是，當職業婦女愈來愈多，許多母親都習慣一邊陪著寶寶睡覺，一邊餵母乳。同時工作和帶小孩的女性有多辛苦，其實一點都不難想像。

不過，讓寶寶在這種狀態下吸奶，小寶寶的下顎就會不自覺地往前推，如此一來，就不是含著奶頭吸奶，而是咬住奶頭再吸奶。

這就是為什麼有些母親的奶頭都快要被扯斷的原因。也就是說，有不少寶寶一出生就已經習慣讓上下排的牙齒咬合。

我推測，這種牙齒咬合會對顳顎關節造成某些影響，而這類影響與憂鬱症患者的人數增加有關，因此也開始調查憂鬱症患者的情況。

話說回來，另一項不爭的事實就是——許多人在智慧型手機看到社群媒體上的花花世界之後罹患了憂鬱症。

這些人雖然對這種世界抱有憧憬，卻又覺得遙不可及，開始認為自己的人生一無是處，心情變得低落，也失去努力的意願，最終就罹患憂鬱症。雖然這也是造成憂鬱症的原因之一，但是現代的大環境已經比戰時或是戰後那段時間來得舒適許多。因此，只以生活環境說明心理疾病實在太過牽強，還是應該回過頭來，從人體尋找這類心理疾病的病因。

愈來愈多醫師跟我一樣，從這個觀點探討憂鬱症。

■日本社會封閉了憂鬱症患者復活的途徑

憂鬱症與狹心症不一樣，沒有硝酸甘油這種特效藥，想要徹底拋開憂鬱，需要一定的時間。

不過，我一直認為憂鬱症並非不治之症。只要能找出病因且徹底接受治療，憂鬱症就會痊癒。

不過，日本企業幾乎都不願接納因憂鬱症或是其他精神疾病而留職停薪2次的員工。第1次會先拿出黃卡，第2次就會拿出紅卡，逼這類患有精神疾病的員工退場，當然也有第1次就直接拿出紅卡的公司。

不過就法律而言，以憂鬱症或是其他精神疾病為由，不經任何通知就開除員工的話，算是違法解僱。

此時當然可以告上法院，主張解僱無效或是請求賠償，但是真的會鬧上法院的人並不多。

有些企業則是會在這類員工申請留職停薪之前，將員工打入冷宮，讓其失去工作動力並主動離職。

就算這類心理疾病能夠根治，大多數的人卻還是認為這類心理疾病比受傷或癌症更嚴重。

不過，其實憂鬱症患者能夠回復到發病前的狀態，所以和其他的疾病一樣，只要治好就能回歸社會。

我看過許多憂鬱症患者在康復之後，一如往常回到公司上班的例子。憂鬱症是種十分常見的疾病，所以我認為企業應該將這種疾病看成一種感冒，試著接納這類員工；然而現代的日本企業卻往往覺得這類曾罹患心理疾病的員工很麻煩。

在這種情況下，派得上用場的是行政單位架設的社會安全網。大部分的人都覺得，社會安全網能保障最低標準的生活，當人們只能過著這種最低標準的生活，就無法擁有夢想，也無法結婚，更無法偶爾犒賞一下自己。

由於美國的社會構造與日本不同，所以無法直接拿來比較。不過在美國，那些毒品成癮或是酒精中毒的癮君子，都是透過團體的力量回歸社會的。

這當然不算是完美的社會安全網，但比起日本，患有心理疾病的患者將更有機會振作，眼前的道路也更加寬敞。

許多年輕人已經知道日本社會有多麼嚴峻。

為此，許多人愈來愈在意身心健康，只不過這全是因為不安的情緒在背後作祟。這些人覺得，一旦罹患心理疾病，這輩子就完蛋了。當他們看到那些因為憂鬱症或是其他精神疾病留職停薪與復職的人，失去在職場大展身手的機會後，當然會有這種想法。

而且就目前的日本就業市場而言，到了30、40幾歲之後，這種病歷也會讓人難以跳槽。

所以才會有那麼多年輕人願意早一步前往心理諮商機構或是整復診所尋求治療，讓自己的身心都與憂鬱症絕緣。

假設真是如此，花錢治療憂鬱症或許已是於現代日本社會生存的智慧。

■ 憂鬱症患者最後來到整復診所

為什麼憂鬱症患者會來到整復診所呢？大家也覺得很不可思議吧。大約10年前的我也百思不得其解。剛開始的時候大概只有1、2人，後來卻愈來愈多憂鬱症患者來到整復診所。

接受全身的治療之後，身體與原本低落的情緒都會輕鬆一點，或許憂鬱症患者也是為了這個目的而來到整復診所。

此外，有些憂鬱症或是患有其他精神疾病的患者會因為心理諮商診所很難預約，而選擇來到整復診所。

再者，心理諮商診所與一般的門診不同，不管病患有多少位，每位患者的療程至少都得持續1個小時左右，沒辦法一看診就對症下藥。

心理諮商門診會透過傾聽的方式徹底了解患者的情況，聽完患者所有想傾訴的話。簡單計算一下就會發現，心理諮商門診1天最多只能替10位患者看診。

在這種門診制度之下，除了憂鬱症患者會去接受診療，連懷疑自己罹患憂鬱症的人也會去求診。

心理諮商門診當然無法應付這麼多憂鬱症患者，所以有些憂鬱症患者才會選擇讓身體能夠得到暫時解脫的整復診所。

我當時服務的整復診所專治椎間盤突出。

不過我也明白，對於憂鬱症患者來說，哪怕病情只能稍微好轉，他們也願意將如此卑微的願望寄託在知名的專科整復診所。由於這間整復診所會有許多醫師或是醫療從業診所來求診，因此在這些患者的介紹之下，有愈來愈多憂鬱症患者來到這間診所尋求治療。

差不多是在我成為整復師7年多的時候吧，有位長期來接受治療的醫師介紹了憂鬱症患者荒木先生（40幾歲）前來求診。當時荒木先生被診斷為憂鬱症，並為此留職停薪。

「那間整復診所的話，或許可以幫上一點忙喲～」

不過，當時的我還完全不知道整復治療與憂鬱症之間有什麼關係，換句話說，在這方面完全是個門外漢。

「由於自律神經失調，一直覺得很累，早上都爬不起來。」

如果荒木先生只透露這麼點資訊的話，我大概會幫他做個幾次全身治療就結束，而荒木先生大概也只會得到暫時的輕鬆而已。

「……其實我的下巴也不太舒服啊。」

荒木先生的這句話揭開了一切的序幕。

整復師的工作就是檢查患者全身的狀況，針對骨骼不正或是異常的部分診治，讓患者的身體恢復健康。

我那時從未幫患者矯正顳顎關節，不過，只要患者有需求，整復師就該確認問題再進行治療。

因此我先確認了荒木先生的下巴關節，也就是顳顎關節。我先請荒木先生張大嘴巴，結果發現，雖然不到脫臼的程度，但是荒木先生的顳顎關節的確是錯位了，因此我決定幫荒木先生矯正顳顎關節，順便幫他穩定自律神經、消除疲倦感。

從那時開始，我便著手開發這次要介紹的「下巴放鬆操」。

當時我替荒木先生1週治療2次。第1週似乎沒有任何的變化。

不過，到了第3週之後，下巴狀況愈來愈好的荒木先生說了一句我想都沒想過的事情。

「我現在早上比較爬得起來了，這是治療的效果嗎？」

大部分的醫師都會開憂鬱症的藥物以及安眠藥給那些被診斷為憂鬱症的患者。吃這些藥物之後，憂鬱症患者就會被迫陷入放空的狀態，整個人變得不知日夜。

荒木先生也是其中一位。這類患者會在發現是早上的時候清醒過來，所以當荒木先生問我「這是治療的效果嗎？」我也不知道該如何回答。

下巴的狀況變好代表顳顎關節的治療有效，我也鬆了一口氣。不過，當我聽到憂鬱症的症狀減輕，我卻是一頭霧水，因為當時的我覺得，消除疲勞與矯正顳顎關節是兩回事。

「有可能是這樣，這不是很棒的事嘛！」

不知道是否為治療的效果，也不知道下巴與憂鬱症之間有什麼關聯性的我只能如此回答。

不過，荒木先生在接受顳顎關節治療的3個月之後，就回去公司上班，整個人像是不曾罹患憂鬱症。

「這或許只是誤打誤撞的結果吧？」

我當時心想「說不定在治療荒木先生的顳顎關節時，剛好改善了憂鬱症」，不過，整復師就是會想知道兩者之間的關係是什麼。

當荒木先生的憂鬱症好轉時，我便針對10位與荒木先生有類似憂鬱症狀的患者，檢查他們的顳顎關節。

結果發現，10位中有8位有顳顎關節症候群的問題。這類患者在張開嘴巴的時候，顳顎關節會發出聲音；或是在打哈欠的時候，顳顎關節會痛；甚至是根本沒辦法張大嘴巴。他們唯一的共通之處就是顳顎關節不太舒服。

於是我便懷疑「該不會憂鬱症與下巴有什麼關聯性吧？」

走到這一步之後，我便想驗證自己的假設。剛好有位牙醫師常來接受診治，我便問了問他，有沒有這類實例。

「完全沒聽過。」

我得到了這個答案。不過，一般的牙醫似乎不會替患者診治顳顎關節，這個部位通常被歸類為大學醫院的口腔外科或是口腔內科。

我抱持著如果連不曾診治，卻熟知顳顎關節的牙醫師都不知道答案的話，那就再嘗試著調查看看吧。雖然我有心調查，卻找不到任何一位覺得下巴與憂鬱症有關聯的人。

現在回想起來，應該只是這些人從未注意下巴與憂鬱症之間的關係。

既然如此，身為整復師的我就只能一邊診治患者，一邊累積實際的病例。說是順利也有點奇怪，但許多憂鬱症患者在得知荒木先生康復的例子之後，便紛紛來到整復診所。

順帶一提，在透過治療顳顎關節改善憂鬱症之前，就已有憂鬱症患者來到整復診所求診，而且其中1、2位的病情也確實得到改善，但當時的我只覺得這一切純屬偶然，無法從寥寥可數的病例斷言「整復治療能夠改善憂鬱症」。

不過，在荒木先生身上的效果的確相當顯著。然而顳顎關節的治療也分成很多種，因此我便透過這些方式一邊改善憂鬱症患者的下巴，一邊統計各種方式的改善效果。

結果發現，一開始只有80％左右的患者出現療效，後來上升至90％，而且當顳顎關節的治療快要結束時，有將近100％的患者都出現了憂鬱症狀減輕的現象，有些人甚至可以重返社會，或是像以前一樣回到校園求學。

如今我想說的是，如果「覺得身體很疲勞、沒什麼幹勁，請懷疑自己出現了憂鬱症狀」，並請到整復診所接受診治。

在日本社會裡，很少人會覺得「自己可能是憂鬱症」就前往心理諮商診所求診，就算身邊的人基於親切，建議「要不要去心理諮商診所看看」，也只有極少數人會乖乖地尋求治療，有些人甚至會因此大發雷霆，只因為都對憂鬱症抱有負面印象。

那這些人都是怎麼做的呢？如果一直覺得「身體很疲倦」，大部分的人會去家裡附近的內科求診。

現代醫院的MRI或CT這類精密檢查機器都非常厲害，能夠很快發現人體的異常。

然而就算是釐清了症狀，也不知道該怎麼從根本治療，甚至不知道病因何在，但身為醫師也不能什麼都不做，因此會替不知病因的疾病命名。而這也是醫師的工作之一。

這導致現代出現許多不知病因的疾病。就算醫師告知病名，患者也不知道自己的身體發生了什麼事情。

每次去不同的醫院求診，醫生都會說「說不定是這個病」，說出另一種病名，然後再繼續檢查。只可惜，不管再怎麼治療，症狀也不會好轉，於是又得去其他醫院求診。在花了很多錢與時間，接受3個月、半年甚至1年的治療之後，狀況都沒有任何好轉，所以患者便將希望寄託在西醫之外的治療方式，比方說，來到整復診所尋求短暫地療效。

我相信那些患者來到整復診所之前的時間肯定非常漫長，同時也感受到自己的責任十分重大，因為許多患者都是抱著最後一絲希望而來到診所。

如果憂鬱症剛開始發作時，身體的某個部位會發痛的話，患者肯定會立刻前往心理諮商診所求診；或是當作接受按摩，趁早來到整復診所接受治療。我覺得，這或許是短時間內減緩憂鬱症的捷徑之一。

■ 就算吃藥壓住症狀，也無法根除

接下來容我再稍微說明第1次診治荒木先生的例子。

前面提過，在醫院被醫生告知「罹患了憂鬱症」的荒木先生剛來到我這邊的時候，一直都在服用抗憂鬱症藥物與安眠劑，但是自從憂鬱症成為社會問題之後，許多人都覺得「憂鬱症很難以藥物治療」。

即使如此，憂鬱症患者還是會服用醫生開立的藥物。

除了是為了治療憂鬱症，也為了家人。憂鬱症一旦惡化，就有可能會陷入恐慌或失控，如果憂鬱症患者是成人，家人很難壓制得了，可說是完全失控的野馬。

二〇二一年十二月，大阪的某間心理諮商診所被縱火，導致26個人喪生。這就是憂鬱症的終極型態。不過，類似的事情也會在家裡發生。

所以家人通常會請醫師開立強效的藥物。

只不過，強效的藥物或許能讓患者在夜裡沉睡，但真正的問題在於白天，因為連患者都不知道自己是清醒還是沉睡，整個人會陷入恍神的狀態。

換言之，患者什麼也無法思考，在這種狀態之下，不管是工作還是讀書，什麼都處理不了也記不住。

當然也無法開車。若是做需要體力的工作，除了會覺得身體沉重，也可能會因為缺乏瞬間判斷力而受傷。不然就是連外出都無法，因為在走路的時候，很有可能整個人是放空的。簡單來說就是整個人隨時處在放空狀態，幾乎沒辦法自理生活。

抗憂鬱症藥物當然是為了治療憂鬱症才服用，但是這類藥物的副作用卻會讓患者無法正常地在白天活動。

只不過，家人就不必再擔心患者突然失控。患者當然也知道服藥之後會變成那種狀態，卻也只能請醫師開立藥效夠強的藥物。

此外，患者自己也知道，不服藥就會睡不著、心情變得低落，於是就算會產生副作用，也還是會選擇服藥。

不過，正值壯年30幾歲或是40幾歲的人若是罹患憂鬱症，在家裡就會失去地位。家人也知道，一旦開始服藥，就再也無法回到公司，因此都會試著尋找有沒有其他的治療方法，而這似乎也是來整復診所求診的理由。

讓我們把話題拉回來吧。荒木先生就是在前述的狀態下來到我這裡。他告訴我，他一直都在服藥，所以常常不知道現在是白天還是黑夜。

在聽到荒木先生那句隨口說出的「下巴不太舒服」之後，我便針對他的症狀開始整復，過了3週之後，他便可以在早上正常起床。當時的我完全沒想到治療顳顎關節會產生這種效果，所以也覺得「只是碰巧而已吧？」這部分已在前面介紹過。至於荒木先生這邊，由於他的症狀已經減緩，希望能減少藥量。因為只要還在服藥，就無法正常生活，也無法回歸職場。

不過，就算他跟我商量這件事，我也沒辦法給他任何答案，因為我不是醫師，不能跟他說「那你就減少藥量吧」，只有本人才能跟醫師商量減藥的問題。於是狀態好轉的荒木先生便自行與醫師商量。

「我早上可以正常起床了，能不能幫我減少藥量？」

結果，真的可以逐量減少用藥。雖然一開始還是很擔心，但到後來就算不服藥，憂鬱症的症狀也沒有惡化，看來下巴的確與憂鬱症有關，即使不吃藥也不會出現憂鬱症的問題。

最後，荒木先生的憂鬱症完全痊癒，回歸到最棒的狀態。

由於這種案例很罕見，所以消息也漸漸傳開。我在前言提過，曾有一段時間我1

天得替40個人治療。

當時連午休都沒辦法，只能從早上8點開始診治患者，直到晚上10點才能休息。儘管那時我才20幾歲，對體力很有自信，但在每天的操勞之下，還是累得快要生病。然而卻也在此時累積了不少經驗。

回過神來我才發現，自己在15年之內診治了約6萬名病患，其中有1萬多名的人患有憂鬱症，而且這些憂鬱症患者幾乎都快痊癒了。也就是因為有了這些成績與經驗，我才敢斷言「下巴的狀態與憂鬱症有關」。

每個人痊癒的速度都不同。比方說，荒木先生花了3個月才得以回到公司，但也有人花了1年的時間才痊癒。反之，也有人1個月就擺脫了憂鬱症狀。他們的共通之處在於下巴恢復正常狀態。只要下巴恢復正常，就有很高的機率擺脫憂鬱症狀。

話雖如此，我從未打算否定醫學，也覺得醫學方面的治療有其必要性。

在這個整復業界闖出名號的整復師或是物理治療師通常都是一開始就在這個業界

工作的人，其中也有人主張「醫學沒用」、「不吃藥也能治好疾病」，但這跟一般大眾的認識有出入。

有些疾病必須吃藥才能痊癒，也有許多人是因為吃藥才得救。我之所以會這樣想，或許是因為我不是一從專科學校畢業就立刻成為整復師，而是先當了一陣子上班族，所以才能客觀地觀察社會。

此外，我不知道去醫院接受憂鬱症治療的患者，有多少比例的人康復，只知道去心理諮商診所求診的人，很多都無法回歸社會。

再加上，現代醫學無法解釋的領域也愈來愈廣。

從這點來看，我覺得似乎該將視線從傳統的醫學治療轉向其他的方法或概念，因此我不想衝撞醫界，而是希望與醫界聯手解開這個領域的謎團。為此，我不斷地與醫師和牙醫交流。

■ 解開「憂鬱」的關鍵是下巴

「由於新冠疫情戴口罩的時間變得很長，罹患顳顎關節症候群的人愈來愈多」這個現象逐漸蔚為話題。但我覺得，顳顎關節症候群的患者之所以變多，不只是因為口罩的關係，但不可否認的是顳顎關節症候群確實變得比以前更受矚目。

此外，愈來愈多牙醫師主張「要維護牙齒健康就要重視顳顎關節」，因此我想大聲呼籲的是，「讓顳顎關節回歸原位，對於憂鬱症也有一定的幫助」，這也是我累積了多起實例後，所得到的結果。

當然，我不敢說讓顳顎關節回歸原位，就能使憂鬱症痊癒，畢竟憂鬱症就是如此難纏的心理疾病。

但不可諱言的是，有些患者在服用醫院或是心理診所開立的藥物之後，還是不見好轉，但是當我替他們調整顳顎關節後，憂鬱症狀就慢慢地好轉，也是我親眼所見的事實。

現代出現了許多○○症候群的疾病。

基本上，這些都是不知道病因為何的疾病，西醫也似乎還沒找到對症下藥的治療方式。

比方說，腸漏症就是其中一例。這種疾病又稱「腸道通透性增加」，是一種腸道的防禦功能失靈，使不該於腸道出現的細菌、毒素或是其他有害物質闖人體內的罕見疾病。

除了這類罕見疾病之外，罹患突發性耳聾這類存在很久疾病的年輕人也愈來愈多，而突發性耳聾也是病因不明的疾病。

目前治療突發性耳聾的主要用藥為類固醇。許多醫師也建議一有症狀就要及早前往醫院接受治療；但是當服用了類固醇，症狀卻不見改善時，可能就會被醫生宣告很難完全治癒。如此一來，聽力就有可能會嚴重受損，或是沒辦法正確地聽到聲音，甚至有可能失聰，完全聽不到。

除了突發性耳聾之外，「音響外傷」的患者也愈來愈多。之所以會出現這個趨勢，是因為大幅增加讓耳朵操勞過度的機會。比方說，早期參加音樂會或是現場演唱會的時候，有可能因為聽到太大聲的音樂而耳聾；但到了現代，很多人都會帶著耳機長時間收看影片或是打電動，也習慣把音樂調大。如此一來，便容易出現音響外傷的問題。

我一直認為，這類罕見疾病說不定也是顳顎關節出毛病所造成的。前述提過，有不少年輕人患有烏龜頸，此病症會導致下顎的骨頭位移，使得這類年輕人總是會不自覺地讓上下排的牙齒輕輕咬合。如此一來，應對氣壓的能力就會變差，有些人就會在搭飛機的時候出現突發性耳聾的問題。還好這些人都能在服用類固醇等藥物後痊癒，然而因這類罕見疾病來到整復診所的年輕人卻愈來愈多。

雖然不是所有的罕見疾病都與顳顎關節錯位有關，但從大方向來看，顳顎關節錯位與上述這類罕見疾病應該極度相關。換言之，上下排牙齒輕輕咬合這件事對顳顎關節造成了一些不良影響，而這些不良影響又引起了某些原因不明的疾病。

一般認為，現代的環境與人際關係都讓人覺得活得很痛苦，所以才會出現這些原因不明的疾病或是憂鬱症。

所以第1步就是先讓顳顎關節回到原本的位置，這或許也是在現代活得輕鬆一點的方法之一。

■罹患憂鬱症的年輕人愈來愈多

最近有個現象特別引起我的注意，那就是憂鬱症在40幾歲以下年輕族群之中蔓延開來的問題。

在「前言」的部分也提過，我在創設AGO TOKYO之前，曾於某間科技公司擔任人事相關的工作。科技業是許多人嚮往的職業，卻也有不少人決定辭職或留職停薪。

此外，在這個業界工作的人以年輕人居多，以我之前服務的企業為例，平均年齡只有28歲。由於我有機會就近觀察他們的工作，所以知道他們的工作有多麼辛苦。不過，我覺得造成他們選擇離職或是留職停薪的原因不只是因為工作辛苦。

當時的我已經確定「讓顳顎關節恢復原位，就能改善憂鬱症」。因此我便在得到公司的允許之下，抱著實驗的心情替身體狀況不佳的員工調整顳顎關節，結果離職率真的下降。

另一方面，許多人也覺得「再不正視年輕人的心理健康，他們的心理狀態將會愈來愈糟糕」。而這也是我創立沙龍的理由之一。

「年輕人愈來愈沒活力」、「年輕人的自殺率愈來愈高」已成為熱門話題，但日本是人口不斷減少的國家，而且還是超高齡化的國家，所以勞動力也愈來愈少。

明明年輕人是珍貴的勞動力，卻因為心理疾病而離職，而且，就算痊癒也會因為心理疾病而無法重返社會、回到工作崗位。這是不折不扣的社會問題。

日本厚生勞動省二〇二〇年版的「自殺對策白皮書」指出，未滿20歲的自凶人數較前一年高出10%，若進一步以年齡層分析，15～39歲的死因第1名為自殺，而自殺的主要原因則是憂鬱症。

再這樣下去，日本就完蛋了，這可不是危言聳聽。我之所以想透過顳顎關節復位術改善憂鬱症，也是出自這份想要解救日本的使命感。

年輕人到底是從什麼時候開始出現心理疾病的呢？

請大家在白天的時候去公園看看。你覺得在公園一起玩的孩子都在幹嘛？答案是在大太陽底下打電動，幾乎看不到在公園跑來跑去嬉戲的小孩。

我小時候也打過電動，但是去公園玩的話，不是打陀螺就是玩劍玉，不然就是玩紅綠燈或是捉藏，總之都是需要活動的遊戲。

大家應該都知道長時間打電動會導致姿勢不良，但現在幾乎看不到姿勢正確的小孩。前面已經提過很多遍，姿勢不良會導致顳顎關節錯位，進而引發憂鬱症。

要是小時候就成為憂鬱症的潛在患者，就有可能會在某個時候突然呈現「沒辦法去上班」、「沒有幹勁」、「身體疲倦地動彈不得」的狀態。

但現代也不是能讓人悠哉地待在家裡，等待心理恢復健康的時代。長期脫離社會就很可能無法找到工作，而且這3年的新冠疫情也讓我們處處受限，無法與朋友見面，這可說是連喘口氣，逃避一下都沒辦法。

此外，若是不小心感染新冠疫情，就得居家隔離或是在飯店休養。如果症狀不那麼嚴重的話，這些新冠患者就會多出許多時間，滑手機的時間變得更多，顳顎關節錯位的問題當然也會變得更嚴重，所以我們是不是要盡快了解顳顎關節的狀態呢？

■ 自我檢測顳顎關節狀態，確認是否為憂鬱症潛在患者

要確認下巴的狀態，不需要對顳顎關節進行觸診。只需要對著鏡子觀察，或是自己張開嘴巴，就能知道顳顎關節是否正常。

話不多說，讓我們一起檢查自己的下巴吧！

□曾被家人說「會磨牙」

□舌頭總是抵著下排的牙齒

□舌頭的邊緣有鋸齒般的齒印

□左右兩側的嘴角沒辦法一起張開

□沒辦法輕鬆地放入垂直並排的三根手指

□一張開嘴巴，就會聽到「啪嚓」、「嘎啦」的聲響

□一張開嘴巴，下巴的根部就會痛
□左右兩側的嘴角沒有位於同一條水平線上
□完全無法張大嘴巴

只要其中有1項符合，就代表顳顎關節錯位。就算沒有半項符合，也請確認下列的重點。

自我檢測的重點在於不能刻意調整自己的姿勢。請像平常那樣，放鬆地坐在椅子上，若刻意矯正姿勢，就無法得知下巴平常的狀態。此外，也不要躺著檢測，因為重力會導致下巴錯位，無法正確地得知下巴平常的狀態。

「請仰躺。」

每當我請患者仰躺，愈是覺得身體有些不舒服的人，愈會想要躺好，這就像是喝醉的人假裝自己沒喝醉一樣。有些人明明身體就歪歪的，左右兩隻腳朝向不同的方向，卻以為自己躺得很直。

有些整復診所會先調整患者的姿勢再開始治療。不過請大家仔細想一下，患者一直都覺得矯正之前的姿勢才是正確的，所以我通常會先請患者確認原本的狀態，並在整復結束之後，再請患者確認一次身體變直的樣子。我認為這才是既正確又有效的改善方式。

如此一來，患者才有機會知道自己平常的樣子。

「明明身體一直歪歪的，但你之前一直覺得這樣才是正確的姿勢喔。」

有些人在知道這點之後大吃一驚，也才知道自己的問題。

慢慢地張開嘴巴也是自我檢測的重點之一，若是快速張開嘴巴，就無法了解下巴的狀態。建議大家不妨把張開嘴巴的過程拍成影片。如果顳顎關節出問題，通常無法垂直打開嘴巴，而是會斜斜地張開嘴巴，有些人甚至會在張開嘴巴的時候發抖。

說到五官，很多人都很希望臉變小一點。就整復治療而言，的確有調整五官的方法，而這種技術門檻比瘦臉治療更高。

大部分人的五官都是不對稱的，而調整五官的治療就是要讓五官變得對稱。一般認為，人類史上五官最為對稱的人就是主演《羅馬假期》的奧黛麗赫本。雖然不是每個人都希望自己的五官像她一樣對稱，但是在意外貌的人都很在意自己的五官是否對稱。

由於顳顎關節位於皮膚的內側，所以顳顎關節症候群若是不那麼嚴重，通常無法一眼看出不對稱的問題。不過，若是放任顳顎關節症候群惡化，關節就會不斷磨損，導致軟骨被磨到一點不剩，屆時光是照鏡子就能發現顳顎關節錯位了。

比方說，左右兩側的嘴角沒有位於同一條水平線就是最明顯的例子。如果發現自己有這種問題，代表顳顎關節一定出了問題，因為只是齒列不正，不至於會導致嘴角如此歪斜。

進行這種自我檢測時，舌頭的情況最能幫助我們確認顳顎關節的狀態。如果發現舌頭的邊緣出現有如鋸齒狀的齒痕，代表常常咬緊牙關。顳顎關節出現異常才會讓我們咬緊牙關。此外，舌頭變成這樣之後，便會常常露出眉頭緊皺的表情，也會讓人覺得你好像很容易生氣。

當我們張開嘴巴時，顳顎關節會稍微往前方位移。如果不是因為車禍受傷，顳顎關節是不可能往左右位移的。一旦顳顎關節有毛病，就會在往前方位移時發出聲響。這可不是因為骨折發出聲響，而是因為韌帶變硬發出的聲響。不過，不需要因為發出這種聲響就懷疑自己「罹患了憂鬱症」。雖然發出聲響的確代表顳顎關節有一些症狀，但只會覺得痛的人才算是真的有問題。

在自我測檢時，不該做的事情就是太過勉強自己。比方說，在將三根垂直並排的手指放進嘴巴的時候，聽到關節發出聲響或是覺得很痛的話，就不要硬將手指放進嘴巴裡面，這樣只會讓病情惡化而已。重點在於了解現狀，然後慢慢矯正。

順帶一提，走路走得東倒西歪的人，下巴也有可能出現問題，尤其每天穿著高跟鞋上班的人更要注意這點。穿高跟鞋就像是一直站在陡坡上，而這種身體不斷往前倒的姿勢就跟我們使用電腦或是滑手機的姿勢一樣，所以下顎骨會往前位移，上下排牙齒也會不自覺咬合。我知道穿高跟鞋很時尚，但是要讓雙腳保持修長美觀，最好不要一直穿著高跟鞋。就這層意義而言，請大家盡可能在去派對、約會或是需要穿高跟鞋的時候再穿高跟鞋。

如果顳顎關節已經出現問題，最好減少穿高跟鞋的頻率。

第2章

每天做1分鐘「下巴放鬆操」，擁有與憂鬱絕緣的生活

■ 透過下巴放鬆操刺激顳顎關節附近的肌肉

本章要介紹由我開發的「下巴放鬆操」，若是覺得自己出現了憂鬱症狀，不妨可以試做看看！不過，要是下巴或舌頭的位置明顯位移，可能會覺得這個下巴放鬆操「有點難」或是「難以實踐」。

但要是因此放棄，就無法產生任何效果，所以建議大家試著從初級的下巴放鬆操開始，做自己做得到的部分即可。不過，如果顳顎關節的狀態很差，有可能做不了那些需要張大嘴巴的放鬆操。若你也有類似的問題，請不要勉強自己操作。

假設覺得初級做起來很簡單，不妨嘗試做中級或上級的下巴放鬆操；假設初級就覺得很困難，那只要持續做初級的下巴放鬆操即可。只不過還是希望大家能夠慢慢升級，提升下巴放鬆操的難度。

中級的下巴放鬆操會要求大家張大嘴巴，或是讓舌頭旋轉，所以有些人可能會覺得很難，不過不需要太勉強自己，盡力去做就好。也可以從初級的下巴放鬆操選2個動作，以及從中級的下巴放鬆操選1個動作，搭成一組試做看看。

能依照自己的狀態選擇適當的動作是下巴放鬆操的特徵之一。一旦顳顎關節恢復正常，應該就能完成下巴放鬆操每個動作。強烈建議大家把所有的動作做過一遍，因為每個動作刺激的部位都不同，換言之，矯正的位置也都不一樣。

話說回來，下巴放鬆操會刺激顳顎關節哪些部分呢？

驅動下巴的肌肉主要分成3種，分別是嚼肌、翼肌與顳肌。嚼肌與顳肌這2條肌肉可透過「臉部瑜珈」刺激，但是要讓顳顎關節復位，就必須刺激位於臼齒兩側的翼肌，所以下巴放鬆操也加入了能刺激這條肌肉的動作。

用餐、說話、大笑，這些需要開闔嘴巴的動作都需要這3條肌肉互相協調才能完成，所以只要其中1條肌肉出毛病，顳顎關節就會扭曲，舌頭也會異位。

顳肌的動作

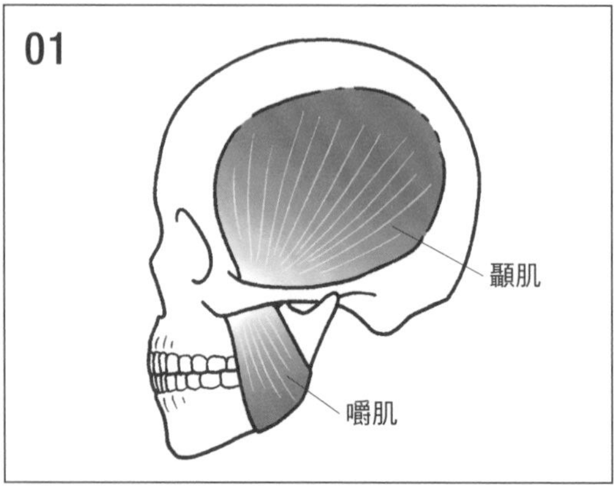

驅動下巴的肌肉有3種，其中包含位於臉頰深處的嚼肌，位於臼齒兩側的翼肌，以及於顳顬分佈的顳肌。

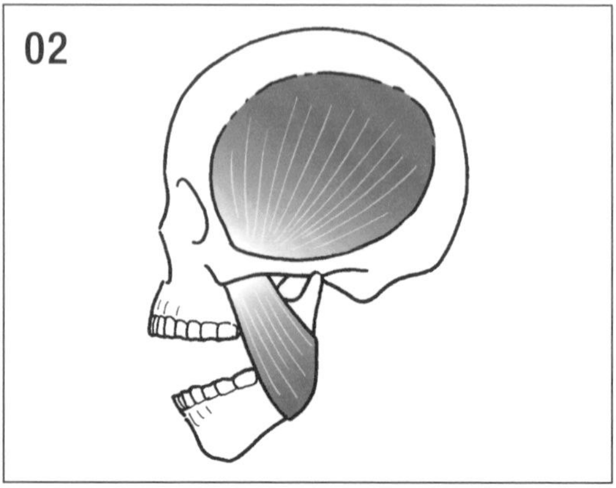

當嚼肌、翼肌、顳肌一起伸展與收縮，下巴才能正常開闔。

所謂「肌肉出毛病」就是變僵硬的意思。不過，這3條肌肉算是特殊肌肉，就算想鬆開它們，也沒辦法直接按摩。

嚼肌、翼肌與顳肌這些頭部周邊的肌肉特徵為又薄又扁，且緊緊貼附在骨頭上。要讓這些肌肉放鬆，恢復正常的狀態，就要讓顳肌滑動，或是用力抓住嚼肌，讓嚼肌鬆開，以及將翼肌往上推。

另一個重點是，保持嘴巴半開，別讓上下排的牙齒彼此接觸，因為正常人的牙齒幾乎不會咬在一起。不過，下巴有問題的人若是不刻意張開嘴巴，牙齒就會不自覺地咬合。

基本上，我就是透過上述的這些方法讓肌肉恢復正常，讓顳顎關節復位。由於每個人的顳顎關節都有不同的問題，所以在治療時，都需要適度地調整方式。

為什麼之前都沒人重視這類自我保養以及治療呢？

比方說，之前的嚼肌療法以放鬆肌肉為主流，但是關節不是只需要放鬆的構造，而且顳顎關節是懸吊在頭蓋骨下方的特殊關節，光是放鬆，有可能會導致下巴脫臼，所以顳顎關節症候群不是放鬆關節就會痊癒的症狀。

改善的方法之一就是本書介紹的中級下巴放鬆操①「雙手撐住臉頰」，讓左右臉頰承受相同的負擔。

不過，本章也一再強調，請大家千萬不要太過勉強自己。如果在張開嘴巴時，覺得顳顎關節好像要錯位或脫臼，就請停止動作。

■ 共通之處在於「1天做1分鐘」、「不要太過勉強」、「隨時隨地都可做」

只要持續做下巴放鬆操，憂鬱症狀就能慢慢得到控制。

因為當顳顎關節與舌頭復位，就能消除憂鬱症狀，所以建議大家在每天刷牙或泡澡的時候，試著練習接下來介紹的7種下巴放鬆操，讓下巴放鬆操成為日常生活的習慣之一。

在依序介紹下巴放鬆操之前，想先介紹這些下巴放鬆操的3個共通之處。

第1個共通之處是「1天做1分鐘」就足夠。剩下的23個小時與59分鐘就依照平常的習慣起床、吃飯、工作、洗澡與睡覺即可。

雖然高級篇的某些動作會需要1分鐘以上的時間，但是初級與中級的動作都只需要20秒就能完成。大家若是自選3個作得來的動作，大概1分鐘多就能做完下巴放鬆操。如果覺得「很難」，也可以只選1個動作來做1分鐘。

前面提過，這些下巴放鬆操的動作會刺激不同的肌肉，所以大家也可以針對在意的部位，只選擇對應的動作練習。如果覺得「這個體操也太簡單了吧？」不妨試著挑戰其他的放鬆操。

假設能順利地完成每種放鬆操，代表你的下巴與舌頭已經回到正常的位置了。

第2個共通之處在於不要太過勉強。不管是哪個等級的下巴放鬆操都有一定的效果，只要持之以恆，就一定能看到效果。

比方說中級放鬆操①「雙手撐住臉頰」是用雙手的掌心撐住下巴，再讓嘴巴朝著與地心引力相反的方向張開的練習。理論上，能讓嘴巴整個撐開是最理想的狀態，但是顳顎關節不舒服的人，應該沒辦法張得那麼開。

不過，有些人會硬要在這種狀態下撐開嘴巴，但這只會讓顳顎關節的狀態更加惡化，所以請不要太過勉強。下巴放鬆操的重點在於在可行的範圍之內持之以恆。比起想要一勞永逸，持之以恆才是此放鬆操的重點。

第3個共通之處在於不管在什麼地點、什麼時候練習，下巴放鬆操的效果都一樣。「在吃飯前練習最有效果」或「在睡前練習最有效果」，下巴放鬆操沒有這種最能發揮效果的時間。建議大家想到就練習。

此外，下巴放鬆操雖然沒有限制次數，但是就算1天讓舌頭轉100次，效果也不會更明顯，只會讓舌頭變得麻麻的。此外，下巴放鬆操也不需要任何器材，所以最大的優勢就是能想做就做，也不會因為器材而受傷。

由於1天只需要做1分鐘，所以不需要3種下巴放鬆操一起做，一次做1種就夠了，不管是早上出門前、戴著口罩搭電車時，還是工作的空檔，都能趁機練習下巴放鬆操。如果在工作的時候覺得「舌頭的位置怪怪的」，也可以試著轉動舌骨肌。光是像這樣注意顳顎關節與舌頭的位置，就有助於改善憂鬱症狀。

■「下巴放鬆操」還有附加價值

能輕鬆做完所有動作的人，代表下巴的狀態與舌頭的位置很正常。如果覺得「很難」、「沒辦法全部做完」，也不需要勉強自己做完。總之在可行的範圍之內盡力練習就好。

接下來就為大家介紹這些放鬆操的注意事項。

初級放鬆操①「頭蓋骨伸展操」是透過嘴巴的開闔刺激與嚼肌聯動的顳肌。顳肌是很容易緊繃的肌肉，有時候會因此造成顳顎關節的問題。這項放鬆操的重點在於讓掌心緊緊貼著顳肌，否則就無法讓顳肌伸展。

初級放鬆操②「抓住嚼肌」若只是輕輕地捏住皮膚表面，讓皮膚變得緊緊的，就沒有任何效果，建議大家看著鏡子，用力捏住臉頰，才能達到需要的效果。

中級放鬆操①「雙手撐住臉頰」則是用掌心將下巴往上推，對顳顎關節施加反重力的負擔，藉此調整左右兩側肌肉的平衡。這項放鬆操的目標不在於鍛練顳顎關節的肌肉，而是消弭左右兩側肌力的落差。一旦左右兩側的肌力失衡，顳顎關節就會愈來愈錯位。

因此，這項體操的另一個重點就是張開嘴巴時，不能往左右偏移。只要每天練習，就能讓左右兩側的肌力恢復平衡，最後也就能張大嘴巴。

初級放鬆操①「頭蓋骨伸展操」

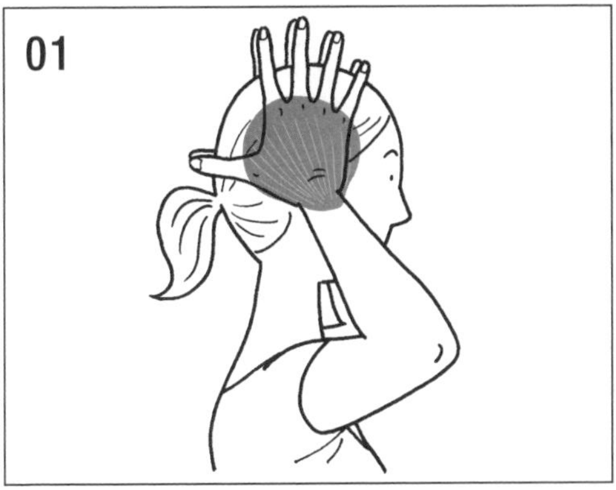

①將掌心緊緊貼在顳顬偏後的位置。

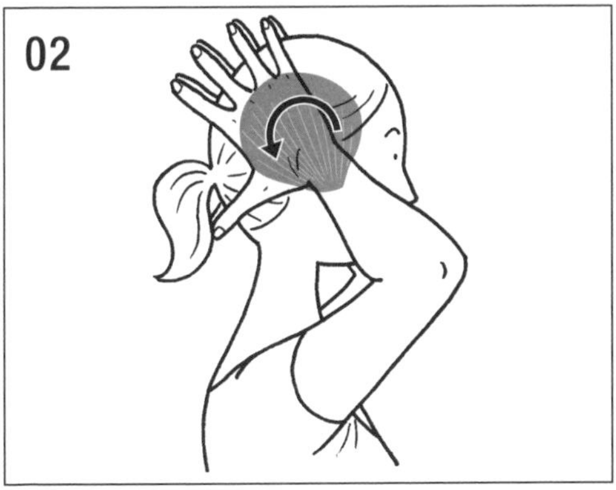

②讓掌心往後方繞圓。
③顳肌伸展之後，閉上眼睛，讓嘴巴持續開闔20秒。
※讓嘴巴半開，上下排牙齒不要碰在一起。

初級放鬆操②「抓住嚼肌」

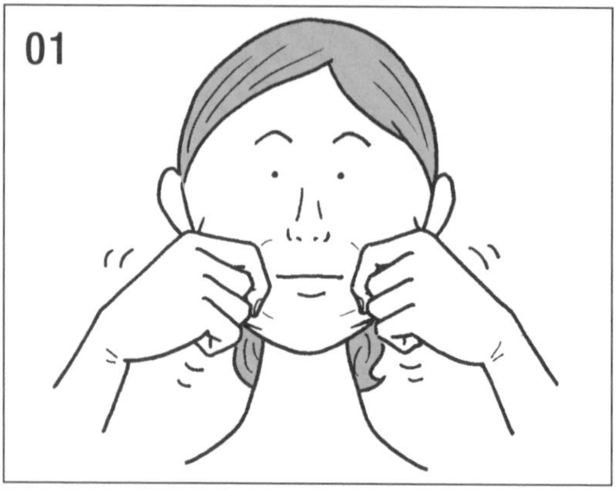

①像是要拉開嚼肌般用力抓住嚼肌。

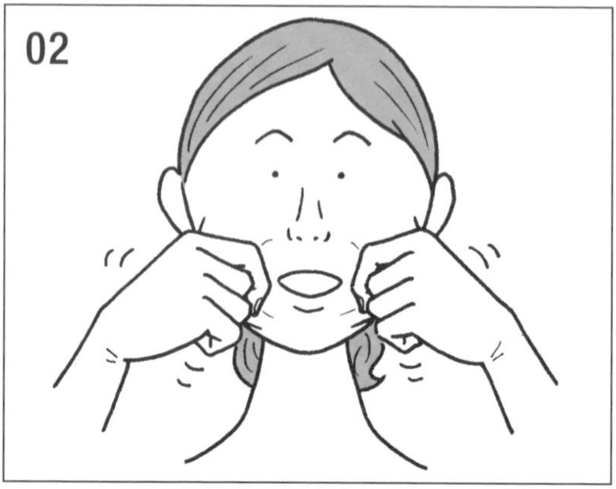

②保持嘴巴半開，然後持續讓嘴巴開闔20秒。

※與初級體操①的重點一樣，不要讓上下排牙齒碰在一起。

初級放鬆操③ 按壓酒窩，放鬆下巴

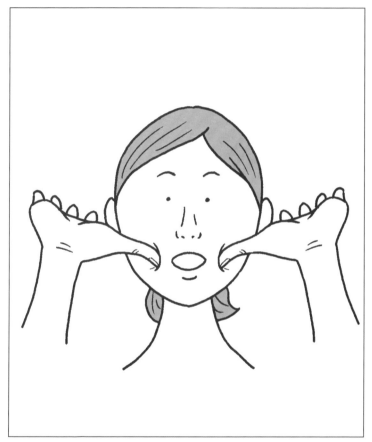

①用拇指輕輕壓住臼齒後方的位置。
②保持嘴巴半開，然後持續讓嘴巴開闔20秒。
※以拇指按壓時，若會覺得有點痛，代表刺激了位於內側的翼肌。

中級放鬆操②是「折耳轉圈圈」。或許有人會覺得「咦？為什麼要轉耳朵？」，但其實耳朵的根部與嚼肌、顳肌相連，換句話說，耳朵附近有許多肌肉。

順帶一提，如果這個部分變得僵硬，有可能會出現突發性耳聾這個症狀。最近雖有愈來愈多人覺得耳朵不舒服，但其實突發性耳聾這個症狀很久以前就已經存在。只不過，到現在還不知道這個疾病的病因。如果去醫院接受治療，大概都會領到類固醇等藥物；而我則是透過調整顳顎關節的方式去刺激這部分的肌肉。

一般認為，突發性耳聾是因為過度使用耳朵所引起的疾病，所以好發於音樂家。此外，現代的環境音也相當複雜，很常會聽到許多不同的聲音，比方說，愈來愈多人會利用智慧型手機收看YouTube、TikTok這類有音效的影音內容，所以光從這點就不難發現，現代人的確比過去更常使用耳朵。久而久之，嚼肌與顳肌就會受到影響，顳顎關節也有可能因此出毛病。由於這項中級放鬆操能有效預防這個問題，所以請大家在實踐這項動作時，要盡可能從耳朵的根部折起來，再牢牢地抓住耳朵

中級放鬆操①「雙手撐住臉頰」

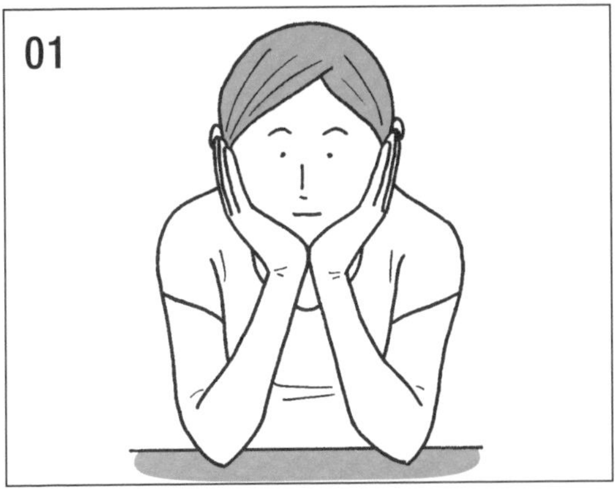

①將下巴放在掌心，讓掌心撐住下巴。

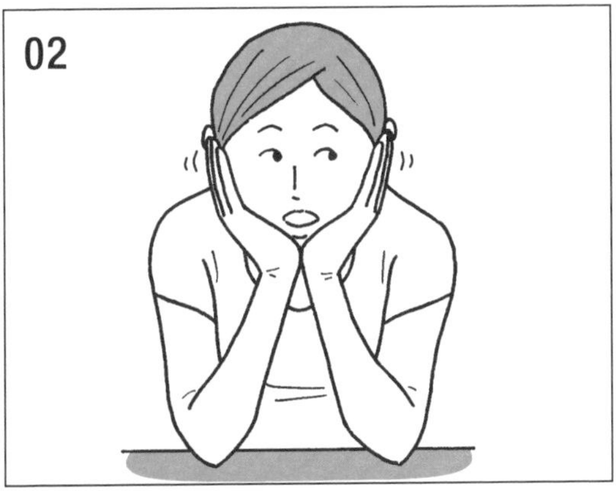

②緩緩張開嘴巴。
③如果嘴巴兩側的張開幅度不一樣，可利用掌心減輕負荷。
※若在張開嘴巴的時候聽到聲音或是覺得很痛，就立刻停止動作，千萬不要太過勉強。

轉圈圈。

盡力實踐這些放鬆操一段時間之後，可能會覺得自己有辦法實踐之前沒辦法完成的放鬆操，此時請大家務必挑戰看看。

「你不是說，做那些做得到的放鬆操就好了？」

我知道有些人可能會這麼問，不過，下巴放鬆操除了讓顳顎關節與舌頭復位，還有附加價值，所以才會如此建議。

以中級放鬆操①「雙手撐住臉頰」為例，這項對下巴施加負擔的體操能將下巴往上推，所以有小臉的效果。如果要提高這項體操的效果，可試著將下巴的尖端放在掌心上。

至於中級放鬆操②的「折耳轉圈圈」則具有放鬆眼睛的效果，因為耳朵附近有超過100個以上的穴道。

至於高級放鬆操「舌頭朝天花板伸展」這類吐舌頭的動作在瑜珈稱為獅子式。最

中級放鬆操② 折耳轉圈圈

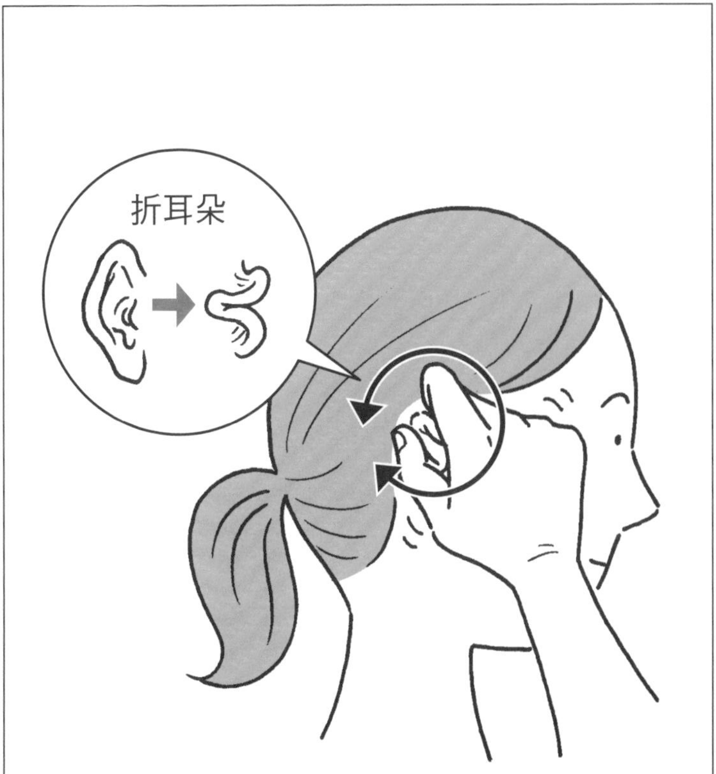

①從根部上下對折耳朵，讓耳朵包在手裡。
②開始轉動耳朵。
※如果在轉耳朵的時的聽到「嘎嘰嘎嘰」的骨頭聲響，代表耳朵的根部很僵硬。

有名的就是愛因斯坦那張吐舌頭的照片。雖然聽起來有點像在開玩笑，但其實吐舌頭有增加自信的效果。在覺得很累的時候如果想再堅持一下，可試著吐吐舌頭。

在做完放鬆操之後，覺得顳顎關節、舌頭、脖子很疲勞的人，可能正陷入憂鬱狀態。之所以會覺得疲勞，是因為平常很少使用顳顎關節與舌頭周邊的肌肉。不過，一旦覺得「做這些體操好累，明天不想做了」，就有可能中途放棄。既然好不容易找到能預防憂鬱症的放鬆操，建議大家放輕鬆，持之以恆地實踐下去。就算是輕鬆做，也一定會有效果。

如果放棄每天做就能感受到效果的下巴放鬆操，一切就會回到原點。希望大家不要做這麼可惜的事情。

因此，建議大家先試著持續1週。下巴放鬆操不需要額外的器材，而且隨時隨地都能做。雖然一開始還是得要求自己持之以恆，但久而久之就會變成一種習慣，之後就能趁著工作的空檔操作「雙手撐住臉頰」；或是在戴口罩的時候，練習「口內舌頭轉圈」這類體操。光是這樣就能感受到效果了。

中級放鬆操③「口內舌頭轉圈」

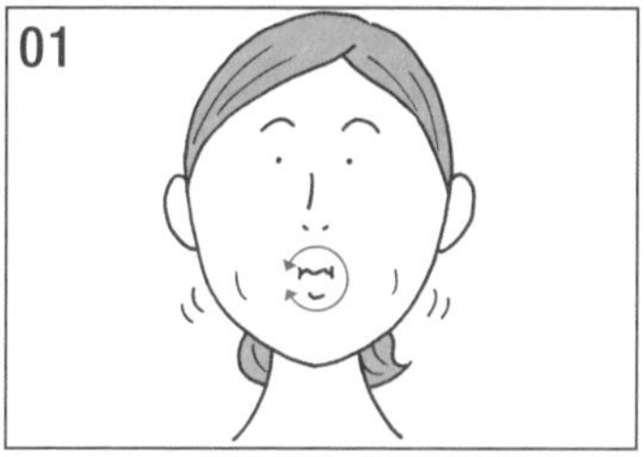

①邊用舌頭觸碰牙齒表面，邊沿著順時針的方向轉10圈，接著往逆時針方向轉10圈。此為基本練習。

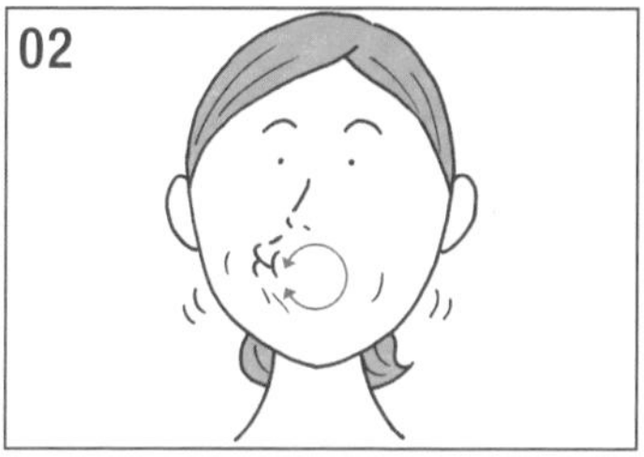

②讓嘴唇往右邊偏，再以①的方式，用舌頭觸碰牙齒的表面。

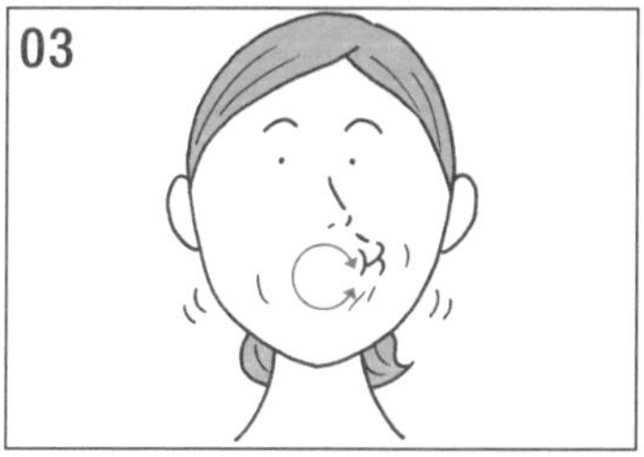

③讓嘴唇往左邊偏，再以①的方式，用舌頭觸碰牙齒的表面。

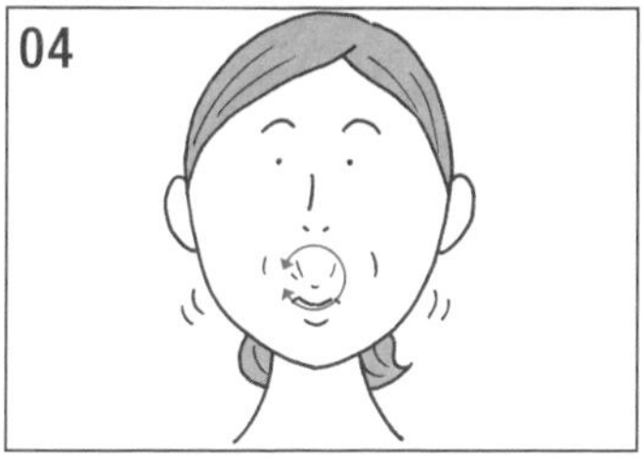

④讓嘴唇往下方偏，再以①的方式，用舌頭觸碰牙齒的表面。

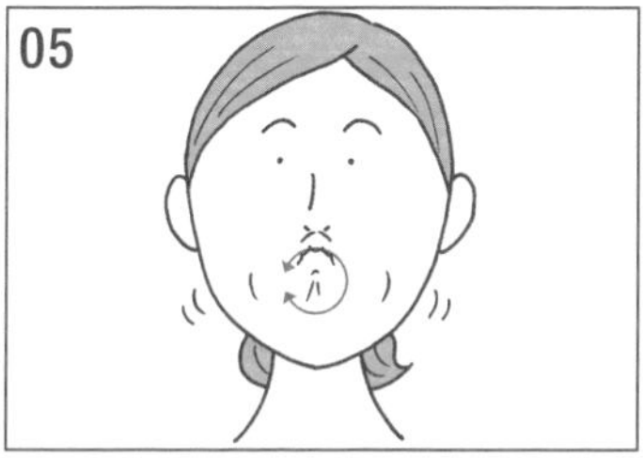

⑤讓嘴唇往鼻子的方向偏，再以①的方式，用舌頭觸碰牙齒的表面。

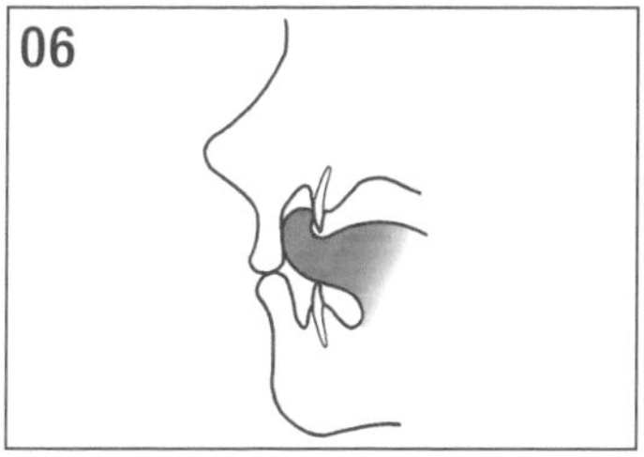

※一開始可能很難做得到，不過當舌頭回到正常的位置，這項體操就會變得簡單。

高級放鬆操「舌頭朝天花板伸展」

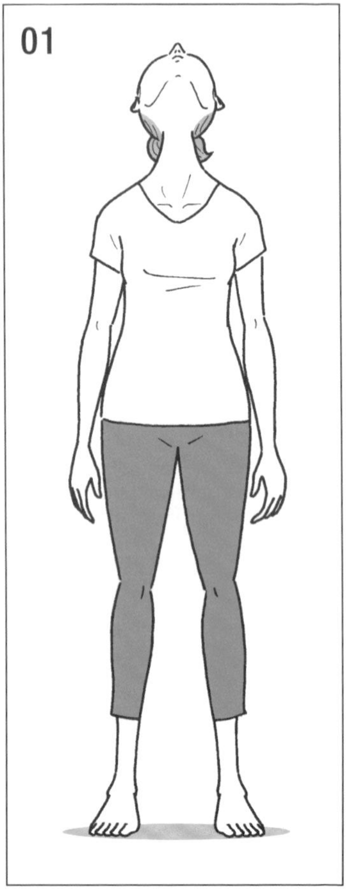

①雙腳與肩同寬，想像有條線從天花板垂下來，然後臉望朝天花板。

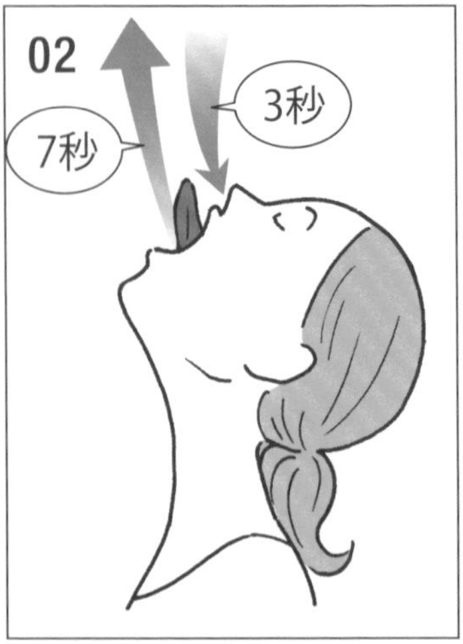

②向天花板吐出舌頭，再從鼻子緩緩吸氣3秒，然後從嘴巴緩緩吐氣7秒。重覆3次這個呼吸的循環。
※站立時，要盡可能放鬆身體。

每完成1個下巴放鬆操，身體的狀況就會跟著變好，也會開始出現「最近身體狀況好像還不錯」的心境。

■ 改善憂鬱症的重點在於預防

以上就是能紓解憂鬱症狀的「下巴放鬆操」。

如果已被診斷為憂鬱症或是懷疑自己「出現了憂鬱症狀」，請反覆實踐這些放鬆操，相信一定會感受到效果。

此外，我也希望沒有任何憂鬱症狀的年輕人試著實踐這些下巴放鬆操，如此一來，舌頭邊緣就不會有齒痕，張開嘴巴的時候，也不會發出聲音。

「既然沒有憂鬱症狀，就不需要做下巴放鬆操了吧？」

我知道有些人會這麼想，但我已經一再重申，大部分的年輕人都有罹患憂鬱症的風險，因為年輕人花了很多時間打電動、滑手機、看電腦，所以姿勢一定會愈變愈差，顳顎關節也會因此受到影響。

照理說，有不少年輕人都有輕輕咬合牙齒的問題。如第1章的開頭所述，憂鬱症就像是一座冰山，愈往下顏色愈深濃，而出現輕輕咬合牙齒這類症狀的人，已經是這座冰山的一部分，只是所在位置的顏色還很淡。因此，練習「下巴放鬆操」則是脫離這座冰山的捷徑。

只要出現憂鬱症狀，哪怕只出現1個，也得花很多時間才能消除。如同刷牙是為了預防蛀牙；洗手是為了預防感冒；練習下巴放鬆操則是為了預防憂鬱症狀，哪怕只做1項下巴放鬆操也好，請務必嘗試看看。或許不會明顯感受到效果，但應該也能讓身體每天都保持不錯的狀況。

這道理也能應用在從憂鬱症康復的人，以及消除了憂鬱症狀的人身上。如果不注意顳顎關節的狀態，很有可能又被拉進那座名為憂鬱症的冰山。所謂的疾病，總是如影隨形跟著我們。

第3章

為什麼下巴正常，憂鬱就會消失呢？

■ 上下排牙齒1天只接觸20分鐘

之前在第1章說明了為什麼愈來愈多年輕人罹患猶如文明病的憂鬱症，也提到下巴為罹患憂鬱症的病因之一。第2章也介紹了改善下巴毛病，讓舌頭復位的「下巴放鬆操」。

不過，應該有人會懷疑「為什麼調整下巴能夠改善憂鬱症？」也覺得很不可思議才對，所以這章要說明的主題是「當下巴恢復正常，我們的身體會產生什麼變化，憂鬱症狀會消失嗎？」。

第1章提過，之所以愈來愈多年輕人罹患憂鬱症，在於烏龜頸這個不良姿勢對下巴造成了不良影響。

所謂的烏龜頸是正常向前彎曲的頸椎，因長時間滑手機而變得毫無弧度的狀態。

如此一來，頭部就會往前突出，下巴，也就是下顎骨也會稍微往前突出，導致上下顎骨彼此錯開，臼齒也會因此輕輕咬合。問題就出在這個咬合的狀態。就正常人而言，上下排牙齒1天只會接觸20分鐘而已。

「每天都會吃飯或是與別人聊天，上下排牙齒咬合的時間應該更久吧？」

許多人都以為是這樣，但其實1天20分鐘是最正常的情況，所以會在睡覺的時候磨牙，代表下巴已經有了一些毛病。

接著再進一步為大家介紹下巴的構造。

從全身來看，下巴算是非常特殊的部位。比方說，頭部的關節只有顳顎關節。而且顳顎關節與肩關節一樣，都是懸掛的構造，不過，肩關節不會隨便錯位或是脫臼，因為肩關節的形狀、大小以及黏附的肌肉都有一定的強度，但是顳顎關節卻因為所處的位置，無法得到許多肌肉支撐。

此外，就比例來看，下巴佔了頭部相當大的部分。讓下巴上下移動的是嚼肌，而這種肌肉具有相當的力量。

人體最大塊的肌肉為股四頭肌，也就是大腿前方的肌肉。從這種肌肉的大小與位置來看，這種肌肉的力量應該是最強的，但是，假設嚼肌與股四頭肌的長度一樣，嚼肌的力量將遠遠在股四頭肌之上。

由於嚼肌能讓下巴這麼大的構造一邊上下移動，一邊讓我們說話，還能讓我們咀嚼、完成各種嘴巴的動作，的確需要這麼強的力量。

不過大家可知道人類的牙齒有多硬呢？

一般來說，物質的硬度會以莫氏硬度表示，莫氏硬度從1的滑石開始，而牙齒與水晶（石英）的硬度相同為7，所以去看牙齒的時候，必須使用莫氏硬度10的鑽石削磨牙齒。

一旦顳顎關節出毛病，臼齒就會因為這種過於有力的肌肉與堅硬的牙齒而常常咬合，有時候甚至會因為咬合過於用力而咬斷牙齒或是把臼齒咬碎。

「明明只是下顎骨錯位，牙齒咬在一起而已，會發生這麼嚴重的後果嗎？」

如果只咬合1小時，或是1天，當然不致於咬碎臼齒，但是請大家想像一下，要是24小時都咬合，而且365天都這樣，會有什麼結果？應該不難想像顳顎關節會因此受到相當程度的影響吧。

當我為憂鬱症患者整復，也得到不錯的效果之後，我便開始調查顳顎關節的相關資訊，同時也發現了上述這些不容忽視的嚴重問題。

■ 你的舌頭現在位於何處？

嘴巴裡面除了牙齒，就是舌頭。當顳顎關節出毛病，導致臼齒時常咬合時，舌頭會變成什麼樣子？

第1章的自我檢測已經提過，當牙齒時常咬合，舌頭的外側就會被挾在上下排牙齒之間，導致舌頭的邊緣出現齒痕，這意味著舌頭緊緊壓住下排的牙齒。話說回來，正常的舌頭應該是怎麼樣的狀態呢？

請大家先閉上嘴巴，確認一下舌尖與嘴巴內部的哪個位置接觸。是下排的門牙嗎？還是上排的門牙？還是上顎的後側？答案是上顎後側才是正常的狀態。如果舌尖抵在上下排門牙的後面，請讓舌頭往後移動到上顎的後方，然後維持10秒。如果會因此覺得累，則代表舌頭的肌力已經衰退。

此時只要練習中級下巴放鬆操「口內舌頭轉圈」，就能提升舌頭的肌力，讓舌頭回到正確的位置，光是這樣，身體的狀況就能獲得明顯改善。

我在科技企業負責人事工作時，有一位20幾歲的男性員工被產業醫生宣佈罹患了憂鬱症。雖然他不想辭職，但是不想去公司的想法卻愈來愈強烈。照理說，被產業醫生宣判為憂鬱症的員工，不太可能會繼續留在公司。

當時我得到了公司的允許，可以替身體狀況不佳的員工整復，所以我也檢查了這位男性員工的狀況。沒錯，他的確出現了憂鬱症狀。不過，當我聽他說自己的事情時，我發現他最大的問題在於舌頭的位置。

所以我便請這位員工徹底練習我教他的下巴放鬆操，讓他的舌頭回到原本的位置，也告訴他要隨時注意舌頭的位置。換句話說，一旦舌頭往下降，就要記得讓舌頭往上移動。這段小故事將會在第4章中進一步介紹。

1個月之後，他的身體狀況恢復了，上班也變得更有活力。

當舌頭回到原位，牙齒咬合的時間就會縮短，也就能改善顳顎關節的狀況。

如果你也覺得舌頭往下降，請試著讓它往上移動。光是持續這項練習，應該就能慢慢地改善身體狀態才對。

■ 就算接受外科手術，顳顎關節也無法恢復正常

現在有許多牙醫師都大聲疾呼「下巴是牙齒保健的關鍵」，但是治療下巴卻不在牙醫師的業務範圍。

如果下巴有問題，或是常常咬合的話，牙醫師通常會建議戴牙套，但牙齒常常咬合的人，牙套很快就咬壞。每天都用力咬合，導致咬合的位置常會被咬出缺口；情況嚴重一點的，大約1個月牙套就會被咬出缺口，如此一來就得一直製作牙套。

在我的患者中，有一位時常需要去國外出差的上班族，他在接受了我的整復與持續練習下巴放鬆操之後，在3個月之內治好了失眠的問題。還記得他回國後，老婆提醒他「你磨牙怎麼磨得那麼嚴重」，他才發現自己的問題。在來找我之前，他也在牙醫診所製作了牙套，但牙醫師也跟他說，光是做牙套，無法根除磨牙的問題。

顳顎關節的力量就是這麼強。

到底該怎麼做，才能改善這些下巴的問題呢？

一般來說，大學醫院只有口腔外科與口腔內科，所以自從顳顎關節這個問題浮上檯面之後，我這邊的顳顎關節患者就急速增加，或許是因為牙醫跟這些患者說，問題有可能出在下巴，這些患者才因此來找我吧。

話說回來，口腔外科或口腔內科能徹底治好下巴的問題嗎？某位大學醫院的口腔內科醫師來找我的時候，曾對我這麼說：

「大學醫院也沒有徹底治療顳顎關節症候群的方法，想治也不知道該怎麼治。」

為什麼沒辦法治療？其實答案很簡單，因為嚼肌、翼肌與顳肌這些對顳顎關節動作造成影響的肌肉只要稍微改變出力的方式，顳顎關節就會立刻位移。換句話說，顳顎關節就是這種肌肉出力保持平衡才能維持正常的部位。

因此這位醫師告訴我，就算動手術也無法微調肌肉的力量。

顳顎關節的外科手術會利用金屬模具固定顳顎關節，限制顳顎關節的活動範圍，換言之，嘴巴無法盡情地張開。

第4章會介紹一位女高中生的故事。

這位女高中生來我這裡的時候，是嘴巴只能開到放不下兩根手指的程度，一旦嘴巴張得太開，就會立會脫臼。當我為她整復顳顎關節3個月之後，她便恢復到能吃硬煎餅的狀態。

如果她是去口腔外科接受手術，結果又是如何？恐怕才10幾歲的她便不能自由地活動下巴，吃東西也只能用吸管吧。到底要讓下巴回到能吃煎餅的正常狀態，還是要過那種用吸管補充營養的生活呢？兩者都是可能發生的現實。

她來找我之前，似乎已經去過不少醫院求診，也似乎被診斷出罹患憂鬱症。一開始，她總是一臉陰鬱，心情顯得十分低落，但其實不管是誰，只要無法隨心所欲地張開嘴巴，應該都會覺得難過才對。

在經過這些實際整復的例子之後，我也更加相信「憂鬱症與下巴有絕對的關聯」。

■一般認為，運動員不容易罹患憂鬱症

下巴有問題的人，通常姿勢也不良。

到底是下巴導致姿勢不良，還是姿勢不良導致下巴出問題呢？我不知道這個問題的答案，但要是從小就姿勢不良的話，肯定會產生各種影響。

就這點來看，從小就從事體育活動的人，似乎比較不容易罹患憂鬱症，因為想要把運動練好，就會特別注意姿勢對吧。照理說，厲害的棒球選手、足球選手、田徑選手、網球選手、游泳選手、體操選手、花式溜冰選手們應該都是姿勢優美且內心強大，足以應付每天辛苦的訓練。

此外，大部分的人也認為，現役的運動員或是演講家就算下巴出毛病，也不太容易罹患憂鬱症。

這是因為他們的2種荷爾蒙分泌量比一般人更高，其中之一是對生理與心理產生

影響的睪固酮，另一個則是能幫助我們以最佳的方式抵抗外部壓力的腎上腺素。

為什麼他們比一般人分泌更多這類荷爾蒙呢？

「該怎麼做，才能贏得明天的比賽呢？」

「下週的演講該講什麼，才能炒熱現場的氣氛呢？」

他們總是向這樣不斷地迎接新挑戰，而在進行新挑戰之前，通常需要一定的時間，不然就是沒太多時間思考這些事情。

整天被截稿日期追著跑的人，大概也有類似的情況。當注意力轉移到其他事物，其他的荷爾蒙就會消除下巴造成的不良影響。

這與年輕人比較不會出現骨頭發疼的情況很像，因為年輕人擁有足夠的肌肉量，所以比較能避免骨頭發疼的問題。不過，這也只限於還年輕的時候。換言之，當年紀愈來愈大，肌肉愈來愈少，就無法避免骨頭發疼的問題。

同理可證，現役的運動員或演講家也有相同的情況。他們之所以能利用荷爾蒙紓緩下巴造成的問題，是因為他們正處於那樣的環境，事實上並未真的解決問題，所以只要睪固酮與腎上腺素的分泌量下降，下巴的問題就會立刻變得明顯，有些人也會因此出現憂鬱症狀。

比方說，有許多運動員都因為受傷，被迫離開賽場，甚至因此變得沒沒無聞，仔細一查才知道他們幾年前就退休了。有時候甚至會在電視上看到他們落魄的模樣。那副模樣與他還是運動員的時候可說是判若兩人。一臉鬍渣、雙眼無神，可說是陷入了憂鬱狀態吧。

不過，這類運動員有可能早在現役時期就已經出現了憂鬱症狀。在還是現役運動員時，會大量地分泌睪固酮與腎上腺線，所以憂鬱症狀不會那麼明顯。

我沒實際為這類運動員整復過，所以不敢說得太絕對，不過這些人的牙齒應該都不好，下巴當然也有問題才對。

每天精神奕奕不斷工作的人也有可能是這種狀態。換言之，這類人只要休息半年，就有可能會出現憂鬱症狀。一旦進入這種狀況，牙齒的咬合就會變得嚴重，顳顎關節周邊的肌肉也會變得過於僵硬，可能導致憂鬱症狀不知不覺變得嚴重。

不過，光是知道這點就能改變心態，也等於踏出預防憂鬱症的第1步。

■咬緊牙關會導致荷爾蒙失調

下巴不正常的話，身體會產生什麼變化？

第1章請大家自我檢測之後，應該已經知道舌頭邊緣有齒痕的人，代表常常咬緊牙關。

咬緊牙關會對自律神經造成不良的影響。10年前，我以整復師替罹患憂鬱症的患者整復時，發現了這件事，也透過改善顳顎關節的方式，幫助這位患者減輕憂鬱症狀。

最近有愈來愈多的研究與醫療相關論文指出，顳顎關節的狀態與自律神經、憂鬱症有關，不過，這部分還需要累積更多的資料才能形成完整的論述。

若問顳顎關節的毛病會影響那些部位，我最在意的部位之一就是蝶骨。從俯視的角度看這塊骨頭，會發現這塊骨頭就如展翅的蝴蝶，而且在組成頭蓋骨的23塊骨頭之中，蝶骨也是特殊的骨頭。基本上，位於頭蓋骨之中的大腦是在腦脊髓液載浮載承的狀態，而唯一能直接接觸大腦的骨頭就是這塊蝶骨，所以整復診所、幫忙針灸的診所或是其他類似的診所都絕對禁止觸碰這塊骨頭。

因為不知道觸碰這塊骨頭會對大腦造成什麼影響。

不過，可從位於蝶骨附近的大腦部位了解蝶骨對大腦產生的影響。其實位於蝶骨凹陷處的是腦下垂體。

腦下垂體是控制荷爾蒙分泌量的司令塔，而維持生理平衡的荷爾蒙約有8成是由內臟製造，但是要製造多少，全由腦下垂體傳遞的電子訊號決定，換句話說，一旦腦下垂體無法發出正確的指令，我們的身體狀況就會變差。

近年來，愈來愈多學者注意腸腦軸，也就是大腦與內臟，尤其是腸子之間的關係。所謂的腸腦軸是指，腸子與大腦透過自律神經、內分泌、免疫系統這3條路線互相影響的概念。一般認為，腸子可影響大腦，但是先發出訊號的還是大腦，而我認為讓大腦發出錯誤指令的關鍵在於顳顎關節。

此外，負責下令製造抗壓、抗憂鬱的神經荷爾蒙催產素，以及穩定精神血清素的器官也是腦下垂體，所以當腦下垂體出問題，也會間接導致這2種荷爾蒙的分泌不穩定。

蝶骨位於腦下垂體的旁邊，而顳顎關節若是錯位，導致上下排牙齒常常咬緊，將會使得蝶骨扭曲，因為蝶骨與顳骨相連，而顳骨又與顳顎關節相連，換句話說，當顳顎關節出問題，就會透過顳骨對蝶骨造成不良的影響。

當我得知這件事之後，便試著開發讓蝶骨恢復正常的改善方式。

當我開發了完整的改善方式後，就能讓扭曲的蝶骨復位。當蝶骨不再扭曲，就不會對腦下垂體造成不良的影響。腦下垂體也就能夠正常地控制荷爾蒙、催產素與血清素的分泌量。而這或許這就是矯正顳顎關節能夠消除憂鬱症狀的原因。

從結果來看，許多人都在接受我的整復以及持續練習下巴放鬆操之後，憂鬱症狀獲得改善。

許多醫療相關人員都指出姿勢不良的問題，但我在替多位患者整復之後，認為除了姿勢不良的問題之外，還要多加注意顳顎關節的問題。

顳顎關節會對命令內臟分泌荷爾蒙的腦下垂體造成影響，所以我覺得這個問題十分關鍵。

由於目前還沒有醫學方面的證據，所以我不敢說這些患者的憂鬱症已經痊癒，但是「憂鬱症的病因有可能是下巴」可說是可信度相當高的假設，不少對我改善方式感到興趣的醫療從業人員也跟我說「憂鬱症的確很有可能與下巴有關」。

此外，蝶骨對大腦還有其他的影響。

我們與猿人或智人的最大差異在於我們大腦最外層有一層大腦新皮質，其中負責掌管理性的是額葉，讓我們能夠說話、寫字，做出人類這些動作的神經也位於最外側。由於我們已經明白大腦的成長過程，所以知道這是非常重要的部位。與包覆額葉的額骨相連的也是蝶骨。

從大腦的構造來看，愈接近腦幹與腦下垂體的部位稱為原始腦，這部分掌管的是食慾、睡眠慾與性慾，也就是所謂的本能，讓我們能夠活動、呼吸、進食與生殖。屬於本能的部分被收納在大腦最深處的位置，也是讓人類得以生存的能力。

這些都是人類不可或缺的能力，所以當蝶骨因咬合或是顳顎關節的問題而產生歪斜，就會對大腦新皮質與原始腦的部分造成不良影響，或許才因此誘發憂鬱症。

■下巴出問題會讓人失眠或是疲倦

憂鬱症的痛苦之處在於會讓人疲倦地早上爬起不來、心情低落、食慾不振與失眠，一旦被這些痛苦纏住，就有可能會被宣判患有憂鬱症，醫院也會開立抗憂鬱症與安眠藥給這類患者。

到底這些憂鬱症的症狀來自何處呢？

日本厚生勞動省對於失眠的調查指出，每5名日本人就有1位回答「怎麼睡也沒辦法好好休息」、「總是莫名其妙地失眠」。

所以失眠才會成為日本國民病。根據日本身心醫學總會的說法，失眠的患者在3年之內罹患憂鬱症的風險比一般人高出4倍，若是持續失眠1年以上，罹患憂鬱症的風險更是高達40倍。

繼失眠之後，最常出現的憂鬱症狀就是疲倦。

其實有超過半數以上的憂鬱症患者都覺得很疲倦。來找我整復的憂鬱症患者也通常有感到疲倦的問題。

一旦因為憂鬱症而感到倦怠，不管做什麼事都會一下子就覺得很累，就算是做輕鬆的工作，也會消耗許多體力。此外，刷牙、洗臉、換衣服這些日常生活的動作也會因此受到影響。許多憂鬱症患者都告訴我，一旦憂鬱症惡化，就連坐著都會覺得累，無時無刻都只想躺著或睡覺。

第4章也會提到，有憂鬱症患者告訴我，他總是覺得全身無力，連起床都做不到。不過，身為整復師的我不覺得這是心理問題。如果是心理問題，就沒有我這個整復師出場的機會。我認為這應該是身體的某處出了毛病，才會讓憂鬱症患者如此疲倦，也因此找到出問題的地方是顳顎關節。

這位患者告訴我，當他疲倦地起不了床時，總是緊緊地咬緊牙關，甚至沒辦法張開嘴巴。所以連初級的「下巴放鬆操」都無法完成。當我為他紓緩顳顎關節、舌頭與脖子的緊繃，讓顳顎關節恢復正常之後，他便不再感到疲倦。

我也因此發現，顳顎關節會對某些部位造成影響，進而讓憂鬱症患者失眠或是感到疲倦。

下巴出問題，上下排牙齒持續咬緊，會導致蝶骨扭曲，腦下垂體便無法正常運作之外，其實大腦的中樞，也就是下視丘也會受到影響。下視丘位於腦下垂體上方，掌管食慾、睡眠、清醒、體溫、生理時鐘以及各種生理機能。

我覺得蝶骨歪斜也有可能讓下視丘無法正常運作，所以自律神經才會變得紊亂，因此出現失眠、疲倦這類身心狀況。若這個假設屬實，憂鬱症患者會出現失眠或疲倦的症狀也就說得過去了。

■ 顳顎關節恢復正常，情緒的波動也會變小

顳顎關節回復後，牙齒咬合的時間長短也會變得正常，有些人甚至會發現自己連白天也咬緊牙關。

話說回來，我們無法知道自己在睡覺的時候是否會磨牙，不過，只要去牙醫診所一趟，牙醫師應該就會說「你的牙齒磨得很嚴重耶，睡覺的時候，牙齒一定咬得很緊」，並且建議戴牙套睡覺。可惜的是，牙套只是治標不治本的治療方式，所以不管配戴多麼昂貴的牙套，也無法根治咬緊牙關這個問題。

只要讓顳顎關節恢復正常狀態就不需要戴牙套，也就不會再被牙醫師說要配戴牙套，之前覺得你磨牙很吵的家人應該也會有所反應才對。

「話說回來，你最近沒有磨牙了耶。」

如果這時候被說「你還是會打呼喔」，那只能說有可能是肥胖，或是其他的原因所造成。

此外，憂鬱症患者的表情通常很陰沉。由於心情低落也是憂鬱症狀之一，所以表情會變得陰沉也是理所當然的事。

不過，既然是因為生病才變得如此陰沉，那麼當憂鬱症消失，個性就會變得開朗嗎？答案當然「不是」，因為每個人的個性都不一樣。個性原本就很開朗的人，的確能在憂鬱症消失之後，再次綻放美麗的笑容，但個性本來就很沉著的人，不太可能因此變得很活潑。

不過，不管個性如何，只要惱人的憂鬱症狀消失，每個人都一定能擁有身心舒暢的表情。

只要內心生病了，不管時間是長是短，表情都會是灰暗的。比起表情，我更重視的是一下低落，一下亢奮的內心波動。不管是誰，內心都有可能出現波動，但是當這個波動過於劇烈，就有可能陷入長期的低落，或是沒辦法走在人群之中，甚至可能出現過度呼吸的問題。所以說到底，我會將注意力放在縮小情緒波動這點，因為只要做到這件事，內心能夠變得平穩。

情緒的波動會變得劇烈，與牙齒咬合造成的顳顎關節問題有關。正因為這件事已得到證實，所以我有些話不會特別說出口。比方說，

「讓我們一起解決內心的問題吧！」

當大家聽到這句話的時候會怎麼做？是要寫日記嗎？還是培養散步、睡午覺的習慣，或是控制飲食呢？我想，當患者聽到自己的心理出現問題時，應該不知道

該怎麼做才對。其實我也很煩惱這點，所以我都會先跟患者說「你的身體很緊繃喔」，牙齒才會咬得那麼緊，導致顳顎關節出問題。

接著我也會建議患者：

「因為牙齒咬得很緊，所以讓我們試著矯正舌頭的位置吧！」

「因為顳顎關節有點問題，讓我們試著調整顳顎關節的左右兩側吧！」

也會跟患者說：

「我是整復身體的專家，請放輕鬆，相信我吧！」

像這樣讓患者放鬆之後，再開始改善身體狀況。

身為整復師的我，目的在於讓患者的身體恢復正常。而第1步是先解決牙齒咬合以及顳顎關節的問題，之後再照顧心理的健康。

我的整復或是下巴放鬆操都不是重量訓練，無法讓顳顎關節變得更有力，只能讓顳顎關節恢復正常，然而這對下巴來說已經足夠。

一般認為，環境才是造成憂鬱症的原因，不過，不管是哪個時代還是國家，大環境都不可能是完美的，不管在哪個國家出生，都一定會遇到問題。就某種意義來說，出生在日本算是幸運的。因為出生率雖然愈來愈低，但是生存率卻很高。另一方面，有些國家的出生率雖然很高，但是夭折率也很高。

從這點來看，只將憂鬱症的病因歸究為環境問題肯定是錯的，所以當我在思考憂鬱症的主因是什麼時，才會將注意力放在下巴，懷疑下巴也有可能是造成憂鬱症的原因之一。

不過我也覺得，只有患者能幫助自己痊癒。比方說，我的整復重點之一就是幫助患者減少服藥量。然而這是只有患者自己才能做到的事，別人沒辦法幫忙。如果患者不告訴醫生，自己的情況已經好轉，醫師可能反而會增加藥量。抗憂鬱症的藥物有很多種，也有不少新藥問世，所以當開立的藥物效果不彰，醫師不會減少藥物的種類，而是會試著開新藥。

因此，我會問患者，能不能告訴醫師「我的狀況變好了，請幫我減少藥量」。

我能做的事情是，不斷地幫患者整復，直到連醫師都發覺患者的情況變好為止。

其實其他的疾病也是一樣。比方說，椎間盤突出就是其中一例。椎間盤突出是動了手術，復發率依然超過8成的疾病。主要是透過手術切除突出的椎間盤，讓椎間盤不會再碰到神經，患者也能因此恢復正常的生活。就某種意義而言，這算是完全康復了，但是，若不知道為什麼會出現椎間盤突出這個問題，就很有可能復發。如果以為椎間盤突出已經治好就常常喝酒，或是不躺在床上睡覺，大家覺得會發生什麼結果？椎間盤突出可能會立刻復發。

所以，若想完全擺脫憂鬱症，患者自己也要清楚憂鬱症的病因，以及下巴問題與牙關緊閉會造成憂鬱症這件事。與其試著消除「壓力」或是解決「內心困擾」這類過於抽象的問題，大家不覺得「顳顎關節出問題」與「舌頭位置錯位」是比較容易接受的理由嗎？知道這些原理之後，便能自己試著解決問題，心情也較能夠安定下來。

■ 接下來最值得信賴的就是兼任治療師的整復師

讓顳顎關節恢復正常，就能找回健康心理。

在為許多人整復之後，我愈來愈相信這個理論。那接下來該做什麼才對呢？是要依照之前的方式，快速幫助煩惱的患者找出原因，再對症下藥嗎？這樣當然不錯，但我總覺得有些不足之處。

當我開始這麼想，我便發現一直以來，我做的不只是整復師的工作。顳顎關節的整復當然屬於整復治療的一部分，但現在的我則是進一步面對憂鬱症患者這類患有心理疾病的人。

就這層意義而言，我算是兼任治療師的整復師。

在美國，治療師（Therapist）比較像是心理諮詢師，而且到處都能找得到相關的診所，誰都能輕鬆前往尋求幫助。

我覺得，除了改善顳顎關節之外，當然也要照顧患者的心情。

在日本，提到心理治療專家，大部分的人都會想到是心理診所的醫師，但我覺得應該有人與患者站在相同立場，試著接觸患者才對。

「有可能是憂鬱症」、「做什麼事都覺得好煩，不想做」對於有這些煩惱的人來說，公司是與自己毫無關係的場所，也是不能被其他人知道自己有這類煩惱的場所，反觀這種有專業治療師兼整復師的整復診所，是能讓這些患者以一種「我去按摩一下」的心情，輕鬆前往的場所。

在心理治療的部分，需要的不是知識，而是經驗，才能面對各種患者的心理狀態。換言之，就是能同時診治身心的整復師。

如果日本全國或全世界都有這種整復師，這個世界或許會變得更適合生存。為了達成這個目的，就不能只是開一間整復診所，於是，我在2年前創立了整復學校。

話說回來，到目前為止，替整復治療建立一套完整理論的整復診所並不多，而這也是我創立整復學校的理由之一。在以前，大部分的整復師都覺得只要「按摩患部」即可。如果真的是這樣，那麼力氣愈大的人愈佔優勢。這種只靠力氣進行的整復只有強壯的男性才能做得到。

在這種概念成為主流時，大部分的整復師都有肌腱發炎的問題，也因為工作過於吃力而弄壞了身體。明明是治療患者的人，卻把自己的身體搞壞，這不是很奇怪的事情嗎？從我成為整復師的那一刻開始，就很難接受這個事實。

這與我診治第1位憂鬱症患者痊癒時，很想知道「為什麼改善顳顎關節，能夠解決憂鬱症呢？」的心情一樣。從那時開始，我便不斷地研究顳顎關節。

我其實是遇到無法認同的事情時，就會開始研究的個性，因此我也開發了減少整復者手部負擔的技巧。當我實際嘗試這個技巧，也的確得到了不錯的成果。不過，若是不知道要學會這些技巧，需要經過這些步驟的人，我是不會教導的，應該說也教不會。由於這項技巧不需要具備相當於運動員的體力也能學會，所以在200多位學員之中，有99%是女性，我當然也教了許多專業治療師需要具備的知識。讓這些擁有整復技術，又能解決患者心理問題的女性學員也一步步地累積屬於自己的經驗。

在這些學員之中，包含贊同我理論的醫師、牙醫師，還有健身教練或是其他職業的人，當然也有職業高爾夫球選手這樣的人。

尤其現代的運動員也知道顳顎關節的重要性。棒球選手、田徑選手似乎已經知道顳顎關節的狀況良好，體幹就會穩定這件事，所以與其說是為了讓憂鬱症患者恢復正常，我更是以提升運動表現的觀點調整顳顎關節。此時使用的是牙套這項工具，只不過不是為了避免磨牙，而是為了讓運動選手在比賽時，徹底發揮實力，因為要提升全身的力量，就必須重視下巴的力量。

不過，當顳顎關節位移，除了無法正確發揮力量，力量還會減弱，所以運動員才會學習我的技術。就結果來說，他們因此跳得更遠，或是耐力變得更強。這一切都與顳顎關節有關。

我一直希望將這套技術推廣至全世界，所以將沙龍命名為ＡＧＯ ＴＯＫＹＯ。ＡＧＯ是All hands Global Osteopathy的縮寫，雖然這個英文翻譯不是那麼恰當，但問題是，「整復師」這個名詞無法正確地翻成英文。

在國外，我們會被稱為手療法專家的手療法醫師（Chiropractor），但這與整復師是完全不同的職業，不過卻很少人知道這點。日本人當然知道整復師是負責調整骨骼的治療師，但對於外國人而言，這是充滿問號的職業。

為什麼會這樣呢？因為日本是手療法超級先進的國家，日本除了從中國吸收了針灸與按摩的技術，還從美國吸收了手療法與整骨療法的技術。

這些技術傳入日本之後，聰明的日本人便將這些技術揉和成原創的手療法，或許這就是擁有各種手療技術的整復師難以譯成英文的原因。如果真要命名的話，我覺得應該像ＳＵＳＨＩ或是ＫＡＲＡＯＫＥ一樣，直接使用日文音譯的「ＳＥＩＴＡＩＳＨＩ」吧。

在進軍全世界之前，我也想盡可能地救治全日本的憂鬱症患者，不過，就算具有治療師技術的整復師變多，也沒辦法救治所有憂鬱症患者吧。

所以我才會希望更多人學會下巴放鬆操，試著自己改善自身症狀。如果只是輕度的憂鬱症狀，應該短時間之內就能透過下巴放鬆操解決顳顎關節的問題，找回身體健康的日子；然而就算是重症的人，應該也能稍微減輕症狀。

目前日本全國各地這類具備治療師技術的整復師也愈來愈多。她們能夠站在患者的立場，解決心理方面的問題，還能根據顳顎關節的狀況進行適當的診治。

第4章

憂鬱症狀消失了！7則小故事

■ 想復學回校上課，早上卻爬不起來的大學生

此章要介紹的是我實際診療過的憂鬱症患者、出現憂鬱症狀的人，以及很有可能患有憂鬱症的人，分別是在什麼樣的狀態來找我，又是如何恢復的過程（所有的名字都是假名）。

由於第1位憂鬱症患者荒木先生痊癒的消息傳開，所以我有機會診治更多症狀相同的人，而我也愈來愈相信只要下巴的狀況恢復，憂鬱的症狀就會跟著減輕。

有一位由父母親陪同的馬場先生（男性、20幾歲）來找我。據他的說法，他在升上大學3年級之前，休學了快1年。當我為了確認他的顳顎關節，請他張開嘴巴，沒想到只能勉強放入兩隻手指。

「從念高中開始就沒辦法張大嘴巴了。」

升上大學後，每天都覺得很疲倦，也開始不想去學校。

覺得自己不太對勁的馬場先生雖然去了許多醫院接受檢查，卻找不出原因，只能暫時觀察狀況，但是當他變得早上爬不起來之後，醫師便宣告他「罹患了憂鬱症」。

於是獨自生活的他便休學，回到老家休養。原本以為回到長大的地方靜養，狀況就會好轉，沒想到事情卻不如預期。

「我真的很想復學。」

可是光有這個念頭，憂鬱症也不會消失，而且當他開始服用醫院開立的3種抗憂鬱藥與安眠藥，早上反而更難起床了。

再加上聽到一些朋友開始找工作了，這讓他變得更焦慮，症狀也更加惡化。

「能不能幫助我，哪怕症狀只能稍微好轉也沒關係。」

這就是來找我的理由。他應該聽過有些憂鬱症患者在接受我的診治之後好轉的消息吧。換言之，馬場先生的目的是治療憂鬱症，但我卻突然要確認他的顳顎關節，想必他嚇了一跳吧。

「我不在乎下巴的狀況，我只想回到大學，只想畢業之後找工作！」

馬場先生說得很激動，但曾經罹患憂鬱症這件事會讓他很難找到工作，日本的社會就是這樣，這點他自己也很清楚。

就是為了讓您的症狀好轉才要矯正下巴，其中有一些事情必須說清楚，才能讓您知道為什麼要這麼做。當時沒有人主張下巴與憂鬱症有關係，所以他會懷疑憂鬱症跟矯正下巴有什麼關係也很正常。

我告訴馬場先生，下巴的狀態變糟，牙齒就很容易咬合，接著影響驅動下巴的肌肉與骨頭，最終大腦就會出現異常。

「換句話說，只要矯正下巴，就能找回健康的內心。」

我記得一開始是先替馬場先生矯正全身，最後再替他矯正大有問題的下巴。

每個人的顳顎關節都有不同的形狀，位置與歪斜的程度也不盡相同，所以必須針對每個人的狀況微幅矯正。不過，我心中的確有一套明確的理論。如果只需要矯正下巴的話，1次大概只需要耗費5分鐘左右。

一開始我請馬場先生每週來2次，也請他「在可行的範圍之內」練習一開始完全做不來的初級下巴放鬆操。

我記得大概是診治2個多月之後，他的狀況開始改善。

「我早上能正常起床了！」

比起第1次見面的時候，馬場先生的表情明顯開朗許多。

對憂鬱症患者來說，早上能不能準時起床，是能不能回歸校園或職場的關鍵，只要能看到一絲希望，就會變得更有自信。

隨著他的狀況變好，服用的藥量也跟著減少。

馬場先生差不多是在診治第2個月的尾聲開始減藥。「早上能正常起床」這個明顯的變化讓他變得更加積極，也決定跟主治醫師商量，看能不能幫他減少藥量。

而且若能在這個時候復學，還有機會取得足夠的學分，不需要留級。對他來說，這件事也成為他的一大動力。

成功復學的馬場先生便跟以前一樣去大學上課，也開始找工作。這段期間當然也繼續接受診治，但是從第4個月開始，改成每兩週來1次即可。

應該是差不多要開始找工作的時候吧，馬場先生跟我商量找工作的事情，因為他很擔心面試官會問他「為什麼休學」這個必問的問題。

「我該怎麼回答才好？我現在算是健康對吧？」

「可是我覺得老實回答比較好。」

從他的狀態來看，隱瞞自己曾經罹患憂鬱症的事實也是選項之一。

不過，要是進入公司之後，才被公司發現他曾經罹患憂鬱症，會發生什麼事情？公司在考核他的時候，可能會多一層不必要的濾鏡，所以我覺得說明自己是如何從憂鬱症康復的過程，以及告訴面試官，自己已經能正常生活是比較妥當的決定。

正因為馬場先生就是這麼老實的人，所以一定會有企業願意接納他。最終，他去面試了20間公司左右，也告訴我，他已經準備去其中一間公司上班。仔細一問才知道，他找到的是重視手藝的工作，所以許多員工都跟他的祖父差不多年紀，他也一臉開心地告訴我，進去這間公司之後，這些祖父級員工都把他當成孫子一樣疼愛。

他最終只接受了我6個月左右的診治。

而且在進入第2個月的時候，狀況開始改善，然後愈來愈好，等到下巴恢復正常，憂鬱症也跟著消失了。

■ 因顳顎關節症候群而無法戀愛和吃飯的女高中生

還在念高中的千葉小姐（女性、10幾歲）雖然沒被醫生宣告為憂鬱症，卻一副臉上寫著「我的人生完蛋了」的表情來到我的診所。她最先告訴我的是國中矯正牙齒的事情。

「這個部分的高度不一致，所以要磨掉一點。」

牙醫師一邊這麼對她說，一邊把她的牙齒愈磨愈小顆。換句話說，矯正牙齒的治療失敗了。

對女高中生來說，齒列矯正失敗的確是何等大事，所以她有一陣子過著沒辦法露出牙齒的生活。

不過，那是在國中發生的事情。她真正的煩惱應該藏在心裡更深的地方。當我邊這麼想，邊聽她說自己的事情之後，她總算切入了正題。

「我記得是在升上高中之後，下巴的狀況才變得更嚴重，只要一張開嘴巴，下巴就會脫臼。」

雖然從以前開始就沒辦法像合唱團那樣張大嘴巴，但是她似乎知道自己跟別人不太一樣。我認為她的顳顎關節天生就比較鬆。

而且從某一天開始，她只要一吃東西，下巴就會「嘟囉」地脫臼。

「我記得當時立刻把下巴壓回去，但是真的好痛啊……」

自此，她便很害怕張開嘴巴，吃飯跟說話也盡可能不張開嘴巴。

嘴巴除了吃飯與說話之外，本來就是會不自覺打開的部位，何況還有打哈欠這類生理現象。這位女高中生只要打開嘴巴，就得擔心「下巴會不會脫臼」的問題。我非常了解光是這樣就讓人心情鬱悶。所幸的是，當時還不到完全不能張開的狀態。

不過，這個狀態也不長久。差不多是在她升上高中的時候，她變得只要稍微張開嘴巴，下巴就會立刻脫臼。

就算跟別人說話的時候，可以稍微用表情帶過一切，但吃飯就沒辦法不張開嘴巴，所以她吃飯的時候，總是得用手壓住顳顎關節。從旁人來看，這動作實在很詭異，但是她只有這個辦法。

「因為我只能這樣吃飯，所以沒辦法跟朋友以及喜歡的人去外面吃飯。」

她說就連笑都很辛苦。我非常了解她為什麼會一副「人生已經完蛋了」的表情。當我請她張開嘴巴，發現最多只能放入一隻手指左右，如果讓她再張開一點，下巴就會脫臼。一般認為，每一口飯最好咀嚼30次左右，但她甚至連咀嚼都沒辦法好好做到。

在我了解她的狀態之後，才知道千葉小姐為什麼那麼苗條。從她的下巴來看，她根本沒辦法好好享受吃東西這件事，甚至會害怕吃飯。在她覺得好吃或難吃之前，會先擔心下巴脫臼，以至於對她來說，吃飯不過是填飽肚子與補充營養的行為。

在高中這個充滿歡樂的年紀，她沒辦法跟朋友去咖啡廳；也沒辦法跟喜歡的人外食；更沒辦法盡情大笑；想睡的時候也無法打哈欠，這一切都是切身的煩惱，我也想為她做些什麼，所以決定尋找造成這一切的原因。

不管是什麼疾病，只要找出病因，應該就能找到改善方法。

「為什麼會變成這樣呢？」只要不知道這個問題的答案，不管手邊有多少優秀的方法，也無法徹底解決這個問題。

我發現她顳顎關節的肌肉過度伸展。一般來說，顳顎關節的問題有99%是過於咬合，因此需要讓左右兩邊的肌肉平均出力；但是她的情況恰恰相反，只要往下拉一段距離，顳顎關節就會過度延伸，也就是下巴脫臼的意思。

因此我為她調整了關節的軌道。為了讓顳顎關節能夠沿著正確的軌道移動，我在她的下巴追加了一些阻力，透過較輕的負擔避免顳顎關節錯位，同時讓她花時間練習嘴巴的開闔。在練習的過程中，她比我想像的更加疲勞，所以從旁鼓勵她「加油，再堅持一下」也非常重要。這項診治也會同時調整肌肉的軌道，因為關節與肌肉若無法沿著正確的軌道運動，下巴就會很痛，甚至會像她一樣，動不動就脫臼。

雖然她的診治花了不少時間，但是就像復健一樣，她的顳顎關節的可動範圍愈來愈廣。差不多快3個月，她的顳顎關節就恢復正常了。

「我總算能吃煎餅了，真的太感謝您了！」

不用再害怕張開嘴巴的千葉小姐笑著對我這麼說。

雖然我覺得，吃煎餅這麼硬的食物還言之過早，但畢竟千葉小姐還年輕，輕鬆地克服了這件事。她的表情也不再像第1次見面時那般灰暗，總算找回女高中生該有的開朗與笑容。

在我遇過的所有患者之中，她的顳顎關節應該是最嚴重的，不過，應該也有人的狀況跟她差不多，而在這些人之中，有些人會像千葉小姐這樣，下巴先出問題；有些人則是心理狀態先出問題。

雖然症狀各有不同，但追根究柢，顳顎關節的確是潛藏風險的部位。最近也有醫師關注我的主張，不過這套改善方式到目前為止，的確還沒得到醫學實證。

順帶一提，千葉小姐在接受診治之前，很有可能已經出現憂鬱症狀。由於她的顳顎關節非常嚴重，所以應該已經一腳踏入容易罹患憂鬱症的地雷區。此外，她有長時間使用智慧型手機的習慣，而我覺得這也是讓顳顎關節病情惡化的原因之一。

如此說來，她在未被診斷為憂鬱症的時候來到我這裡，真的是件不可思議的事情。她一開始是先去一般內科接受診治，不過醫師告訴她「這應該去找牙醫師喔」，但是牙醫師卻告訴她「這不在牙科的治療範圍」。接著她又去口腔內科，卻只得到「不知道病因為何」的答案。

或許口腔內科的醫師已經察覺到她有憂鬱症的傾向，因為她的下巴已經相當惡化，但沒有醫師敢因此斷言「妳這是憂鬱症」。

此外，口腔內科應該會動手術，幫千葉小姐的下巴裝固定器。然而第3章也提過，一旦接受手術，她的下巴就沒辦法盡情地活動與講話，更可能得靠吸管進食。

■ 自律神經失調，邊做家事邊喝酒的主婦

「我因為自律神經失調，而有點恐慌症的問題。」

這是家庭主婦松田女士（女性，40幾歲）最先告訴我的資訊，而且她還是輕微的

廚房酒鬼（在廚房藉酒澆愁，結果酒精中毒的主婦），換言之，就是酒精中毒的人。

「到底都是什麼樣的人來這裡呢？」

老實說，當時的我還是第1次診治這樣的人。

松田女士一開始不是來我這裡尋求協助，換言之，不是在整復診所接受治療。她似乎去了不少間心理諮詢診所求診，但診所常常以「已經收滿了患者」而拒絕她。即使如此，她還是繼續尋找，總算找到一間願意治療她的診所，但最終醫師告訴她，她是自律神經失調以及恐慌症。不過，她1個月只能接受治療1次，所以每次都領了一大堆藥回家。

看到這些藥大吃一驚的是松田女士的老公。除了藥量很驚人之外，那些顏色五花八門的膠囊或是藥錠也讓松田女士的老公知道，松田女士的情況很糟。

「再這樣下去，我的老婆就完蛋了！」

我也很擔心松田女士的憂鬱症，但覺得酒精中毒是更大的問題，因為不管是什麼藥，都與酒精相沖，尤其抗憂鬱藥與安眠藥更是與酒精對沖。

覺得再這樣下去不行的松田先生便帶著松田女士來找我。第1次見到松田女士時，她的眼神有些渙散，應該是因為長期服用抗憂鬱藥的關係。

「我真的能讓眼前這個人稍微好轉嗎？」

會這麼想，是因為我雖然有自己的一套理論，但是診治的人數還不夠多。

每次整復之前，我都會先跟患者聊一聊，但長期服用抗憂鬱藥的松田女士意識很模糊，連話都說不好，所以一開始我都是請她的老公告訴我情況。此時的她總是嘴巴半開，而且明明是在說她的事情，卻半點反應也沒有。

看到她嘴巴半開之後，我覺得她沒有牙關緊咬的問題。雖然她的情況沒有女高中生千葉小姐那麼嚴重，但顳顎關節也是鬆得快要脫臼。不過，她的舌頭是偏後的，舌頭邊緣也沒有齒痕，代表她的顳顎關節太鬆。

大家聽過中性浮力這個詞嗎？就是在水肺潛水時，不會往上浮，也不會往下沉的狀態。

這種狀態的顳顎關節才算正常。當顳顎關節太鬆，嘴巴就會一直開開的，反之若是太緊，牙齒就會咬得太用力，導致牙齒磨損。松田女士的情況是張得太開。大家可以想像一下，大概就是比正常的顳顎關節還要下垂許多的狀態，反之，常常咬緊牙關的人就是下巴太過上面的感覺。

假設上下排牙齒不會碰在一起才是正常狀態的顳顎關節，松田女士的顳顎關節應該是被重力往下拉，顳顎關節的肌肉隨時處在伸展的狀態，對顳顎關節造成不少的影響。

在確認松田女士的狀況之後，我開始著手改善她的狀態。只接受1次整復，狀態當然不可能一下子就好轉，但這與下巴放鬆操的練習一樣，都必須遵守適可而止這個規則。整復時，都會請她的老公在旁邊看，並教他初級的下巴放鬆操，讓松田女士能夠自行改善。

「只要做她做得到的部分就好，請務必持續練習。」

不過，剛開始的時候，松田女士連接受整復都吃力，每次結束都一副精疲力盡的樣子。

「再這樣下去恐怕會臥病不起。才40幾歲就這樣，太早了。」

我與她的老公都一直鼓勵她，但她總是沒什麼反應。

直到整復快3個月的時候，松田女士的狀況依舊沒什麼起色。

醫院也一直開立不同的藥物給松田女士，因為醫師不可能一直開無效的藥物給患者，只可惜還是看不到藥效。我的診治也似乎起不了作用。

「不過，我總覺得開始整復之後，老婆的狀況比較好了。」

這或許是松田先生每天與松田女士相處，所以才會這麼想，但這句「我總覺得……」卻成了我的救贖。

進入3個月之後，松田女士開始有些變化。松田女士提到，有2種藥讓她不太舒服，所以她不想再服用；另一方面，雖然還只能完成2種初級下巴放鬆操，但她的確慢慢熟悉初級的下巴放鬆操了。

「我覺得她為了做放鬆操而逼自己起床。」

這當然也是松田先生的主觀，但我覺得當事人有些改變也是好事。此外，松田女士在與主治醫師商量之後，停掉不想再服用的藥物後，症狀也沒因此惡化。

順帶一提，醫師通常是以1個月為單位，判斷憂鬱症藥物的效果，快的話大概會以2、3週為單位，此時就算患者說「想要換藥」或是「想要減藥」，醫師通常會說「還不知道效果如何，請繼續服用吧」。

我替松田女士整復第5個月之後，原本過度下垂的顳顎關節已經差不多回到原位。走到這一步之後，發現她的表情也變得開朗許多。

診治半年之後，她不再需要老公陪伴，也能自己來診所，而且是一個人騎著腳踏車來，之前可都是由老公開車接送啊，可見她的憂鬱症狀減輕不少。不過，松田女士還有恐慌症的問題，似乎還沒辦法跟一大堆人擠在形同密閉空間的電車裡。

此時我已經能正常地與她對話了。

「妳還記得剛開始來這裡的事情嗎？」

「記得是記得，但彷彿像是別人的事情一樣，我實在無法相信那是我。」

她跟我說，當時她感覺自己似乎不在這個世界上。當然，她現在也完全戒酒了。

當她覺得自己的狀態好轉，之前的一切努力也似乎開花結果了。

我常把這個過程比喻成爬坡，首次見面時的松田女士就像是莫名地從坡道不斷滾落的狀態，而當時的我認為，一定要先阻止她繼續往下滾。或許我的診治以及她的自我保養讓她往下滾的速度變慢，但是最初3個月的努力還無法阻止她繼續往下滾，直到3個月之後，她才完全停止往下滾。接著我想在她老公協助之下，讓她慢慢地爬上坡道，不過從途中開始，她已經能夠一個人往上爬，並感受到改善的效果，也得以減藥，狀況愈來愈好、動力也愈來愈高。

最終，松田女士花了1年爬完整條坡道，也就是花了1年，憂鬱症才完全消失。

最花時間的是減藥。恢復到完全不需要服藥的狀態花了半年以上的時間。不用再服藥就是憂鬱症消失的證據。

對松田女士來說，這是一場實際長達2年的戰鬥，因為在來找我之前，她已經患病長達1年。而在這1年之內，症狀一定是愈來愈惡化，松田女士也很痛苦才對。我不會說，相較於患病的那一年，與我相遇之後，恢復正常狀態的一年比較短，但確實是狀況逐漸好轉的一年才對。

我覺得她之所以能夠康復，願意持續練習下巴放鬆操也是一大關鍵。我從她身上也發現，持續練習下巴放鬆操並不會對身體造成副作用，這也代表下巴放鬆操的確有一試的價值，只要讓下巴放鬆操成為一種習慣，自然而然就會看到改變。

松田女士在戒掉酒精之後，回到以前家庭主婦的樣子，恐慌症也跟著消失，能夠搭電車並且不再需要服藥。

如果繼續依賴藥物的話，或許情況會變得更加嚴重。原來她會變成之前那樣是因為寂寞。或許大家會覺得「就因為寂寞？」，很多人都是因為這樣才變成廚房酒鬼的，一切都是從為了打發時間而依賴酒精開始。把她帶來我這裡的松田先生也肯定切斷了這種負面的連結。

順帶一提，現代的年輕人通常是雙薪家庭，專職的家庭主婦已變少許多，這種有錢人家的專職家庭主婦則需要特別注意這類問題。有很多時間意味著太閒，便很有可能每次都與同一群人聚會，聊同樣的話題。一開始或許很有趣，但後來就會變得愈來愈無聊。

再加上，老公無　顧及，小孩也已經長大成人，不是留學就是結婚，離開老家。有些人則因為女兒生了小孩，很早就成為奶奶，這樣或許還有點事情可以忙；但若不是這樣，就會處在太閒的狀態，所以從40歲開始健身才會成為一股風潮。不過，人若是一直無所事事，只要一步踏錯，就有可能變成松田女士那樣，陷入負面的漩渦之中。

■長期外派的失眠上班族

某天，我收到了一封預約的郵件。

我之所以覺得這封郵件不太單純，是因為這是一封從巴西寄來的郵件。寄信人是江上先生（男性、接近50歲）。他已經一個人外派巴西超過了10年。

「該不會身體有些莫名的問題吧？」

江上先生是在他1年只能回國幾次的時候，開始有這種想法。

「你睡覺的時候，磨牙很嚴重喔，然後還會開始說夢話。」

江上夫人的這句話讓江上先生開始回顧自己在巴西的生活。在那漫長的獨居生活之中，他幾乎天天都睡不好，因此開始服用安眠藥。正當他為此煩惱，想要有所改善時，剛好從他的老婆聽到我的事情，不過當時沒有時間接受診治，不過他也提到，過一陣子，他會為了參加總公司的會議而回國。

「我下次回國會有1週的時間，請您務必幫我看診1次。」

換言之，江上先生想要解決失眠的問題，至於老婆提到的磨牙問題，他決定在回國之後做牙套。但是牙醫師卻跟他說：

「不過，就你現在的狀況來看，就算做牙套，也一下子就會磨破喔，沒辦法阻止磨牙造成的問題。」

「而且，我得吃安眠藥才能入睡，到底該怎麼辦啊？」

在我檢查江上先生的下巴之後，發現他的下巴的確很糟糕。只要一張開嘴巴，左邊就會錯位，還會發出聲音，據他所說，還會覺得痛痛的，如果硬要繼續張開嘴巴，下巴應該就會脫臼。雖然臼齒沒有磨壞，但若是不戴牙套，遲早有一天會磨爛。此外，眉頭深鎖也是顳顎關節出問題的證據，他告訴我，因為長期失眠，所以也有頭痛的問題。要讓造成這一切的顳顎關節恢復正常，就有必要持續接受診治。不過，江上先生不到1週就得回巴西，所以就算幫他診治，也不保證他能康復。1次的整復只能讓他稍微輕鬆而已，沒辦法幫助他徹底解決失眠的問題。

「沒辦法在短時間之內讓你的狀況變好，這樣你也要接受診治嗎？」

我在如此事先申明之後，開始替江上先生整復。

最終，只幫江上先生整復了2次，他的顳顎關節當然不可能因此而改善。不過，就算我還想為江上先生做什麼，也不知道他下次回國是幾年後，到時候又是什麼狀態，有可能得全部重來。

即使如此，也不能坐視不管。我請他答應我「在可行的範圍之內持之以恆地練習」，再將初級下巴放鬆操與高級放鬆操的「舌頭朝天花板伸展」拍成影片，並寄給他參照。如果他學會自我保養的方法，應該就能讓顳顎關節恢復正常。

雖然我沒有要求江上先生回報進度，不過他之後還是寄了幾次郵件，報告自己的狀況。

「我總算能做完初級下巴放鬆操了，接下來會盡力將這些練習培養成習慣！」

「高級的下巴放鬆操很難，但我會盡力挑戰！」

我從他這些措辭十分客氣的郵件也能發現，江上先生是非常認真生活的人，看來他每天不間斷地練習下巴放鬆操。

「總覺得自己的狀況愈來愈好。」

差不多在江上先生回到巴西3週之後，他寄了上述這封郵件給我。我沒辦法完全了解他那句「總覺得……」是什麼意思，但是他告訴我，雖然還是得靠安眠藥才能入睡，但起床之後的精神還不錯。

不過，他也不是之後起床的狀況全都不錯，有時還是會覺得很不舒服。

但是當他把練習下巴放鬆操變成一種習慣，狀況就變得比較穩定，不像之前那樣起伏。換句話說，他覺得起床狀況良好的次數逐漸變多，愈來愈不會覺得不舒服了。我想，持續練習下巴放鬆操的意義就在這裡吧。

當他外派時，他能自行決定安眠藥的份量，所以他也在狀況愈變愈好時，一步步減少安眠藥的份量。

在那之後的3個多月左右，江上先生打了通國際電話給我。

「他不知道自己還會不會磨牙，但是已經不需要吃安眠藥了！」

■ 因憂鬱症狀差點被開除的科技業員工

這是我在創立沙龍AGO TOKYO之前發生的事情。38歲向待了很久的整復診所辭職後，我在快40歲的時候，進入某間科技企業的人事部門服務。

我一進這間公司便立刻發現，這間公司有不少人辭職，也有不少人留職停薪。或許是因為必須不分晝夜與國外聯絡，又必須時時保持領先，所以工作非常吃重。

這間員工平均年齡只有28歲的企業，每個月都有1、2人辭職或是留職停薪。在人事部門工作的我自然是非常忙碌，也覺得年輕人的身心健康陷入問題。

因此我請公司答應我，讓我替狀況不佳的員工診治。換句話說，我變成具有整復技術的人事部門員工。結果，離職率真的下降，而我在這段過程之中遇見了深川先生（男性、接近30歲）。

近年來，有不少公司採用管理職與員工一對一面談的1on1會議制度。因此只要身體有狀況，產業醫生就能介入。

人事部門會知道哪些員工接受了產業醫生的診治，心理衛生出現狀況的深川先生當然也名列其中。

他被產業醫生宣告「你罹患了憂鬱症，請去心理諮詢診所接受治療」。問題是，企業對於這類員工的處理非常敏感，隨時有可能根據他的狀況請他捲鋪蓋走人。

「我的確不太想上班，但還想要努力看看。」

他雖然發現公司的想法，但對於工作還是很有熱情。

因此我便從人事部門的員工切換成整復師，幫他確認顳顎關節的狀況。

首先發現的是他的牙齒咬合很糟糕。深川先生的舌頭邊緣都是鋸齒般的齒痕。聽他說才知道，他從學生時代開始就常常咬緊牙關，進來這間公司之後，情況更是惡化。這肯定是憂鬱症狀沒錯，再這樣下去，恐怕自律神經就要失控了。

「睡覺睡得好嗎？」

「我常常失眠。」

我想也是，因為下巴的狀況不好。牙齒太用力咬合的話，就沒辦法張大嘴巴。這些都是潛在憂鬱症患者的症狀，他也發現自己的咬合有很大的問題。

「因為心理的問題，所以牙齒常常用力咬合，導致舌頭的位置出現異常。」

當時的我覺得，只要讓舌頭回到原位，他的狀況應該就會明顯好轉。

不過，那時的我沒辦法以整復師的身份，把所有時間都用在他身上，因為人事部門的工作才是我主要的工作。即使離職率因為我的整復而降低，也不可能就此沒有員工離職，所以還是得錄用新人，意思就是，我忙得抽不出時間。

由於我沒辦法專心診治深川先生，只好請他自己改善自己，讓舌頭徹底回到正確的位置。我要他做的練習是中級下巴放鬆操的「口內舌頭轉圈」，因為他真正的問題是舌骨肌出現異常。此外，我也請他做一件事。

「只要你覺得舌頭往下沉，就請讓舌頭往上抬。」

舌頭往下沉的意思是抵著下方的牙齒。只要一發現舌頭抵著下方的牙齒，就讓舌頭貼回上顎。只要他注意這點，舌頭的狀況一定會有所好轉。

之後，我為了觀察員工的情況，而在辦公室裡面來回走動，只要一遇見深川先生，就會問他「舌頭還好嗎？」

差不多過了1個多月，原本一直請假的他已經能正常上班了，而且也與公司續約，公司也不再盯著他。

深川先生能在1個月之內恢復正常，除了他很年輕，還有他那股「不想辭職」的意志力。

我也覺得之前診治憂鬱症患者的經驗以及下巴放鬆操發揮了效果。這次能及早了解深川先生的病因，並對症改善，也是他能快速康復的一大原因。

一如我在「前言」提過的那位失聯2週的員工，有時候我到親眼見到對方，才知道對方的狀況有多糟，但即使如此，只要加以整復，以及練習下巴放鬆操，症狀應該就會慢慢減輕。之所以會罹患憂鬱症狀，很有可能是下巴出了問題，至於多久才會康復，端看每個人的狀況。

如果有方法可以讓憂鬱症在1週之內康復，那簡直就是不存在於現代的魔法。所以身為整復師的我們，必須與患者站在一起。就這層意思而言，憂鬱症可說是日常隨處可見的疾病。只要你覺得自己有可能罹患了憂鬱症，請務必去診所或是醫院接受治療，就像感冒的時候，去醫院看醫生一樣。

■突然全身乏力的裝潢業者

病發當天，從事裝潢業的後藤先生（男性、30幾歲）在寢室向老婆求救。

「我身體動不了！」

後藤先生的老婆跑進寢室一看，發現後藤先生眼睛睜得大大的，身體沒有任何疼痛，但就是全身乏力，他的老婆一開始還以為後藤先生在開玩笑。

過了一會兒，後藤先生總算稍微能夠活動了，但沒兩下，身體又沒辦法用力。這種情況1天發生2、3次，重點是後藤先生是自營業，已經接到一些工作，如果一直因為這樣而無法工作，整個家就會失去經濟支柱。雖然後來請老婆幫忙接送，完成該完成的工作，但嘴著發作的次數愈來愈多，後藤先生也變得完全無法工作。

到醫院接受診療後，醫生告訴後藤先生，罹患了慢性疲勞症候群。慢性疲勞症候群的確會讓全身乏力，也是一種難以治療的疾病。就算早上醒來，光是要動一根手指都得耗費不少體力。不過，到目前為止仍不知道引起慢性疲勞症候群的原因，醫師也只跟後藤先生說「該不會是壓力太大了吧？」

但後藤先生因為喜歡裝潢這項工作，所以繼續做下去。由於是自營業，所以當然會擔心下個月會不會接不到工作，但應該不是因為這樣而突然承受了巨大的壓力。他的老婆告訴我，後藤先生每天為了工作而極度勞動。

「我覺得有可能是燃燒殆盡症候群吧……」

不過，對後藤先生來說，被診斷為慢性疲勞症候群，卻沒有領到任何藥物這點，是個很大的打擊。由於慢性疲勞症候群是不知病因的疾病，所以也沒辦法開立藥物。

於是後藤先生便選在身體能動的日子來找我。他的身材很強壯，所以一發病，他的老婆便沒辦法將他帶出房間。

後藤先生的身體真的非常鬆散，散到讓人覺得他真的沒辦法出力，但是脖子以上的部位卻比想像更加僵硬。我在檢查他的下巴之後，也發現他的牙齒很用力地咬合。一旦發病，就算跟他說「請張開嘴巴」，他也會說「對不起，我張不開嘴巴」，沒辦法自行把嘴巴張開。

簡單來說，就是在意識清楚的狀況下，脖子以上部位異常僵硬的感覺。

因此我先試著幫他放鬆脖子以上的部位，尤其是讓舌骨肌慢慢放鬆，讓他能夠張開嘴巴，後藤先生也總算能「哈～」地吐一大口氣。

只診治了1次，就達到上述的效果了。不過，這只是讓舌頭復位的整復，所以接下來的3個月還是跟以前一樣，後藤先生還是全身乏力，牙齒的咬合還是很用力。換句話說，未能在短時間之內復原。

那時的後藤先生當然連初級的下巴放鬆操也做不來，等到第3次整復之後，後藤先生才開始做初級的下巴放鬆操。

只不過，後藤先生一直都知道自己顳顎關節周邊的肌肉與舌骨肌很僵硬。當他在能力所及的範圍之內不斷練習下巴放鬆操之後，他慢慢覺得牙齒的咬合不再那麼用力了。

「突然就不會那麼用力咬合了。」

當他感覺到這點後，也更願意努力練習下巴放鬆操。

差不多在診治快要進入第4個月的時候，後藤先生的發病頻率降低了。

由於一開始1天會發作2、3次，所以對後藤先生來說，發作的頻率降低這點是非常重要的改變。但還是沒辦法在工作的時候，開著載滿工具的車子，所以在完全康復之前，還是由他的老婆幫忙開車，等工作結束後，再由他的老婆去接他。

由於後藤先生的工作是非常需要出力的工作，所以也常常得咬緊牙關。沒辦法，他的工作就是會這樣。

「為了減輕咬緊牙關造成的影響，請在工作休息時做下巴放鬆操。」

當後藤先生持續地在工作的空檔、吃午餐的時候、午休時間以及發現自己牙齒咬得很緊時練習下巴放鬆操之後，發病的頻率也變得愈來愈低。診治了半年左右，後藤先生覺得已經不會再發病，也能像以前一樣活動身體與工作。

當我試著回顧整復過程，我覺得開車是後藤先生發病的原因之一。

有些工作會讓後藤先生得一直坐在駕駛座上，導致他變得姿勢不良，也是下顎骨往前位移的原因。就這層意義而言，運輸業者以及需要長時間開車的工作，都是容易使下巴狀況變糟的職業。開車時的姿勢不良，以及常常在車裡補眠，都讓身體累積了不少疲勞。而下巴放鬆操也能有效消除這種疲勞。

■ 因業績低落而變得易怒的女性員工

在保險公司上班的畠中女士（女性、30幾歲）在從事業務工作第3年，開始覺得身體不太對勁。

雖然業務工作不像早期那樣，都有必須達成的業務目標，但是業績仍然是考核標準之一。第1年的時候，重點通常是放在熟悉工作，所以也不會那麼在意業績高低。畠中女士則在第2年做出了還可以的業績，所以也就平安過關。

不過，到了第3年之後，畠中女士無法如預期地創造更好的業績，或許也是因為這樣，她突然變得肥胖，這也是她覺得身體不太對勁的第1個徵兆。

「該不會是因為壓力吧？」

身邊的人也告訴她「有可能是因為壓力吧」，她的老公也跟她說「妳最近打呼很大聲喔」。這是身體的第2個異變。不過當時的畠中女士仍然覺得，只是因為變胖才會這樣。

打呼變得大聲，不只與顳顎關節的毛病有關。如果只與顳顎關節的毛病有關，只要每天練習下巴放鬆操就能改善。太胖的話，舌頭也有可能會往下沉。若是因為顳顎關節出問題導致舌頭往下沉，也可以利用下巴放鬆操改善情況。

不過，若是因為太過肥胖，導致氣道縮減，進而打呼變嚴重的話，再怎麼練習下巴放鬆操，也無法解決打呼的問題。

以畠中女士來說，我一下子就發現她是因為下巴出了問題，打呼才變得嚴重，因為牙醫師告訴她，她的舌頭邊緣呈現鋸齒狀。前面已經提過很多次，這就是牙齒咬合很用力的徵兆。

她的老公可能因為她打呼很嚴重，所以未能注意她有沒有磨牙的問題，但是，畠中女士很有可能也有磨牙的問題。

變胖、打呼變得嚴重，舌頭邊緣出現齒痕，這3種異常讓畠中女士想要前往醫院就診，但是她的老公建議她「在去醫院之前，可以先去整復診所接受治療」，於是畠中女士便來到我這邊。

後來她告訴我，多虧老公的建議，她才能不用吃藥，面對身體的異常。

「之前妳變得很暴躁與易怒啊。」

這是她的老公的感覺。

她總是不耐煩地聊業績的事情，所以我也曾經建議她「要不要換個工作呢？」

「我都努力3年了，怎麼能說放棄就放棄。」

這是畠中女士的回應。

因為就算業績沒有成長，畠中女士也不覺得自己不適合業務工作。

畠中女士的確變得更容易煩躁，甚至是接近歇斯底里的狀態。當我看了她的舌頭，發現就如牙醫師所診斷的，她果然很常用力咬緊牙齒，而且月經也不規律，甚至有過2個月都沒來的情況。自律神經的問題也會影響生理周期，所以女性要特別注意自律神經是否正常。

當下我判斷畠中女士的情況很糟，因此我打算先解決她打呼及歇斯底里的症狀。畠中女士之所以會打呼，與下巴的狀況有關係。一開始我覺得，有可能真如她所說的，是因為變胖才打呼，但後來我發現，她不是在變胖之後才開始打呼。畠中女士本來就是體型略顯豐腴的人，而她的老公也說，她是最近打呼才變得很大聲，所以打呼的原因應該不是變胖才對。要讓下巴恢復正常，除了整復之外，畠中女士也得努力，所以我請她持之以恆地練習初級的「下巴放鬆操」。

接著要解決的是歇斯底里的症狀。我將注意力放在她舌頭的位置。舌頭邊緣出現齒痕代表舌頭往下沉。

如果舌頭復位，下巴的問題便能得到改善，呼吸就能變得很深，也就比較不會煩躁與焦慮。

另一方面，壓力很大的人總是有種莫名被催促的感覺，所以呼吸也會跟著變淺，大腦就無法得到足夠的氧氣，所以會變得很容易煩躁。只要改善這個部分，歇斯底里的症狀就會消失，情緒也不會失控。

因此我向畠中女士提出了1個建議。

「如果覺得心情很煩躁，就練習下巴放鬆操。」

尤其我建議她練習高級的「舌頭朝天花板伸展」。因為畠中女士很常開車，所以我請她在心情煩躁的時候，先把車停在路邊，做做「舌頭朝天花板伸展」的下巴放鬆操。這項下巴放鬆操能有效調整舌頭的位置。

雖然這項下巴放鬆操通常是站著練習，但其實坐在車裡也可以練習。容我重申一次，下巴放鬆操的重點在於「在可行的範圍之內盡力練習即可」。

此外，「舌頭朝天花板伸展」這項下巴放鬆操能讓呼吸變得更深，所以能讓人暫時恢復平靜。

重覆練習這項下巴放鬆操，親身感受「做這項下巴放鬆操，心情就會恢復平靜」這點也非常重要。一旦知道深呼吸能幫助自己恢復平靜，就會開始覺得「只要深呼吸就能放鬆」、「深呼吸能讓自己不再煩躁」。

換言之，「舌頭朝天花板伸展」這項下巴放鬆操就像某種護身符。當她持續練習這項下巴放鬆操之後，她的心情就能變得更穩定，因為她知道，不管遇到什麼事情，都能透過「舌頭朝天花板伸展」這項下巴放鬆操恢復冷靜。她接受整復的頻率很高，大概3個月左右，打呼與歇斯底里的症狀都消失了。

畠中女士也說，她不知道自己為什麼會那麼煩躁，但不管跟誰商量，還是去心理諮詢診所接受治療，都只得到「壓力太大」這個答案，但她覺得這個答案沒辦法幫她改善情況。

如果再那樣下去，說不定她就得吃一堆藥，辭掉工作或是留職停薪了。

我告訴畠中女士她常常咬緊牙關這件事，也跟她說，這件事會對顳顎關節與蝶骨造成不良影響，與蝶骨相鄰的大腦也會因此出現異常，讓她了解自己的狀況。

之後再請她努力練習下巴放鬆操。1天只需要做1分鐘，而且不需要勉強自己，這應該沒人做不到才對。

最終，最開心的應該是她的老公，因為畠中女士再也不會打呼，也不會動不動就很煩躁。畠中女士自己應該也很開心，因為心情也變輕鬆了。話說回來，這不代表業績就會成長，但是當心情穩定下來，業績成長的機率應該會比較高，因為比起動不動就很煩躁的人，大部分的客戶應該比較希望聽沉著冷靜的人介紹保險吧。我們不知道人生會變得怎麼樣，但我唯一敢斷言的是，讓下巴恢復正常百利而無一害。

結語

感謝大家讀完這本《1天1分鐘！告別憂鬱心情下巴放鬆操》，如果大家能夠透過本書了解憂鬱症這種心病與顳顎關節息息相關的話，那真是再令人開心不過的事了。

在此也希望大家從現在開始，透過下巴放鬆操改善與預防憂鬱症。這些年在全世界散播的疾病都是預防重於治療。

最近愈來愈多人關注「未病」這個與「預防」同義的字眼。到底「未病」是什麼樣的狀態呢？答案是「還沒發病，但也不算是健康的狀態」。

換句話說，不知道自己是否生病，也不知道是否健康，不斷地在這2種狀態之間浮浮沉沉。不覺得自己的身體有什麼毛病，但只要有點小事就會立刻覺得不舒服，這就是所謂的「未病」。如此說來，大部分的人都處於「未病」這種狀態。

「未病」這個詞彙出自兩千年前中國醫書《黃帝內經：素問》的「聖人不治已病治未病」，換句話說，古代就有預防疾病的概念。

大部分的人如果不知道自己是健康還是生病，通常會希望自己盡可能保持健康，因此有許多媒體都會介紹日常生活的保養、飲食生活或是運動這類話題，各地地方政府也針對兒童、女性、勞動族群、年長者提供不同的預防疾病方法，但我覺得有一個部分不夠周全，那就是針對年輕族群的預防疾病方法。

前面已經提過，年輕族群特別需要注意的是憂鬱症，因為憂鬱也是一種未病狀態，不管年齡為何，憂鬱症都如影隨行。如果試著比較昭和（西元一九二六～一九八九年）、平成（西元一九八九～二〇一九年）、令和（西元二〇一九年～）這3個年代，我們的生活的確變得更方便了，但不一定代表變得更容易生活了。

就算只是暫時發病，許多人都有過「好疲倦」、「很容易疲勞」、「缺乏幹勁」這些問題，但還是得一如既往地面對工作、上學、家事或是與朋友之間的來往。前面已經提過很多次，這種狀態就是憂鬱症如影隨行的證據。

為此，請大家務必記住，顳顎關節的狀態也是誘發憂鬱症的原因之一。了解問題的徵結點是非常重要的一件事。

因為比起什麼都不知道，放任憂鬱症持續惡化，還不如知道顳顎關節與憂鬱症有關，以及下巴放鬆操能夠改善憂鬱症這件事，才能阻止憂鬱症繼續惡化。

第4章介紹的那些實例都不是突然才發病，但的確是等到症狀變得很嚴重了，他們才發現自己的身體出了問題。「早上起不了床」、「全身乏力」、「失眠」，如果能趁此時透過下巴放鬆操照顧自己，應該就能縮短痛苦的時間。

不過，若你覺得自己「有可能是憂鬱症」，建議大家放下心防，前往心理諮商診所或是整復診所接受治療，這絕對是最佳選擇，因為能更正確地掌握自己的狀態。

但是就現況而言，大部分的人在覺得「不想去公司」、「比以前更容易發脾氣」、「胃不舒服」的時候，通常會選擇吃成藥解決問題。如果只是暫時性的憂鬱症狀，吃這類藥的確有機會恢復正常，但不代表憂鬱症狀就此消失。

一旦陷入長期的憂鬱症狀，就得去內科、牙科、醫院、心理諮詢診所求治，最後則會來到整復診所。

我很少聽到有人一開始就去心理諮詢診所尋求協助，所以就算在經過上述的流程之後被宣佈為「憂鬱症」，患者自己也不知道是何時陷入憂鬱症的。

今時今日的日本心理諮詢診所還有一個問題，那就是預約隨時都是滿的。

由此可知，最重要的還是預防。我也認為預防是重點，才以此為目標開發了下巴放鬆操。

我大概是在10年前確定顳顎關節的狀態與憂鬱症息息相關。在此之前，被心理諮詢師宣佈憂鬱症的患者告訴我「我覺得好累，一點都不想去公司上班」時，我也不知道究竟是為什麼。

這或許也跟憂鬱症一直被視為是心病有關吧。不過，我一直以來都只是「診斷患者的身體狀況」，尤其我診療的是骨頭的部分，然而也從中發現下巴的重要性。如果是下巴的話，我也有能力矯正。

而且我現在已經能透過下巴放鬆操幫助所有人矯正下巴，所以沒有不利用下巴放鬆操的道理。

所以日本人每天都過得很痛苦嗎？大家聽過「過勞死」這個職場生活的用語嗎？這個詞彙若是翻譯成英語，就是「KAROSHI」。

這個詞彙與MANGA（漫畫）、ANIME（動漫）一樣，都直接從日語音譯。不過，過勞死這個詞彙若以「KAROSHI」這個英文單字於全世界普及，我覺得是件非常遺憾的事，這代表全世界再沒有比日本的社會更扭曲的國家了。

放眼全世界，日本算是生產力低落的國家之一，但是這樣的國家卻有過勞死的問題，這還真是諷刺，不禁讓全世界的人覺得日本人這個民族很無能，但我覺得事實絕對不是如此。

不過，當憂鬱症惡化，就會覺得工作更加吃力。「前言」也提過，這類潛藏在憂鬱狀態的患者可說是多得不計其數。

之前我見過不少40幾歲或50幾歲的憂鬱症患者，但現在憂鬱症已於20幾歲，也就是所謂的Z世代蔓延，我非常擔心這種現象。因為這些年輕人若是被憂鬱症纏住，不願意踏出房門一步，日本這個國家就完蛋了。

不過，這些年輕人若能持續練習下巴放鬆操，應該就能有效預防憂鬱症，若只是輕微的憂鬱症，也能很快恢復正常。

不過，就算能夠根治憂鬱症，也無法改變企業的體質，日本社會就是如此。大部分的企業都會請患有憂鬱症的員工主動辭職，因為大部分的人還未對憂鬱症改觀。

雖然日本的風氣如此，我卻能透過矯正憂鬱症患者的顳顎關節，幫助他們回歸職場。對我來說，這是件非常有價值的事情，也是我的自信所在。

當然，抗憂鬱症的藥物也有長足的進化，但憂鬱症是只吃藥也無法走出來的疾病，如果只能一直依賴藥物，對患者與他的家人都是一種不幸。如第1章所提，一旦長期服藥，就會過得人不像人。

走出憂鬱症的人都很常說「那時的我根本不像我」，能夠這樣回憶，真的是一件非常美妙的事；但是，也有人沒辦法從憂鬱症走出來。

到目前為止，醫學界都還未能提出明確的解決方案，這真的是件很難過的事。放眼全世界來看，憂鬱症已成為嚴重的社會問題，不管國籍、性別、年齡為何，憂鬱症正折磨著許多人。

如果能有更多人練習本書介紹的下巴放鬆操，相信情況會有所好轉。就這層意義而言，只要稍微有時間，不妨試著練習初級的下巴放鬆操①，光是這樣應該就能明顯改善狀況。症狀愈輕的人，愈能在短時間之內解決憂鬱症，如果能持續練習的話，肯定有助於預防憂鬱症。

只要持續練習下巴放鬆操，憂鬱症應該就不會惡化。請先試著持續練習1週，讓1天1分鐘的下巴放鬆操成為一種生活習慣。

許多人還不知道自己有憂鬱症狀，希望本書能幫助這些人早日透過下巴放鬆操預防憂鬱症。

「說不定真的有效，請大家就當作是被我騙，試著練習看看吧！」

如果有更多人願意試著練習下巴放鬆操，我也會覺得離自己的使命更進一步。

最後要感謝在本書企劃階段給予許多建議的okanokinya先生、對內容給予明確指示，並幫忙調整出版行程的河出書房新社田中大介先生，以及陪我寫到最後的洗川廣二先生，同時還要在此感謝所有讀者。

但願大家都能因為練習下巴放鬆操而露出開朗的表情。

二〇二二年十一月

湯山卓

【作者簡介】

湯山卓

1978年出生，「AGO global株式會社」代表。大學畢業後，於上市公司上班，之後於2008年轉職為整復師，在2019年獨立創業。發現顳顎關節與憂鬱症之間的關聯性之後，便開發了AGO這套改善方式。到目前為止透過這套方法讓超過1萬名以上的自律神經失調患者與憂鬱症患者痊癒。如今享有agotaku（下巴卓）老師的美譽，也於「AGO方法®治療師學校」指導後進，其中也包含牙科醫師。得到醫學界信賴的作者在2年之內，培養了超過200名的治療師。

1天1分鐘！
告別憂鬱心情下巴放鬆操

出　　版／楓葉社文化事業有限公司
地　　址／新北市板橋區信義路163巷3號10樓
郵政劃撥／19907596　楓書坊文化出版社
網　　址／www.maplebook.com.tw
電　　話／02-2957-6096
傳　　真／02-2957-6435
作　　者／湯山卓
翻　　譯／許郁文
責任編輯／吳婕妤
內文排版／謝政龍
港澳經銷／泛華發行代理有限公司
定　　價／360元
出版日期／2024年5月

國家圖書館出版品預行編目資料

1天1分鐘！告別憂鬱心情下巴放鬆操 / 湯山卓作；許郁文譯. -- 初版. -- 新北市：楓葉社文化事業有限公司, 2024.05　面；　公分
ISBN 978-986-370-680-9（平裝）
1. 顳顎關節疾病　2. 放鬆治療　3. 憂鬱症
416.94　　113004229